DE

L'HOMŒOPATHIE

ET

PARTICULIÈREMENT DE

L'ACTION DES DOSES INFINITÉSIMALES

PAR

LE DOCTEUR A. MAGNAN

PARIS

CHEZ J.-B. BAILLIÈRE

LIBRAIRE DE L'ACADÉMIE DE MÉDECINE, RUE HAUTEFEUILLE, 19

Et chez DENTU, libraire

AU PALAIS-ROYAL, GALERIE D'ORLÉANS, 13

1855

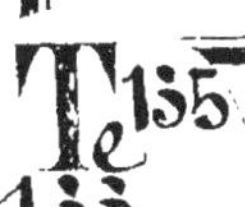

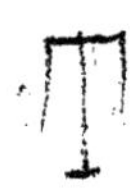

DE

L'HOMŒOPATHIE

ET PARTICULIÈREMENT DE

L'ACTION DES DOSES INFINITÉSIMALES

AVERTISSEMENT DE L'ÉDITEUR

Écrit pour les Médecins, ce travail a été conçu et rédigé de manière à être d'une lecture facile pour les personnes qui, étrangères à la Médecine, désirent se faire une idée de l'homœopathie.

LAGNY. — Imprimerie de VIALAT et Cie.

DE

L'HOMŒOPATHIE

ET

PARTICULIÈREMENT DE

L'ACTION DES DOSES INFINITÉSIMALES

PAR

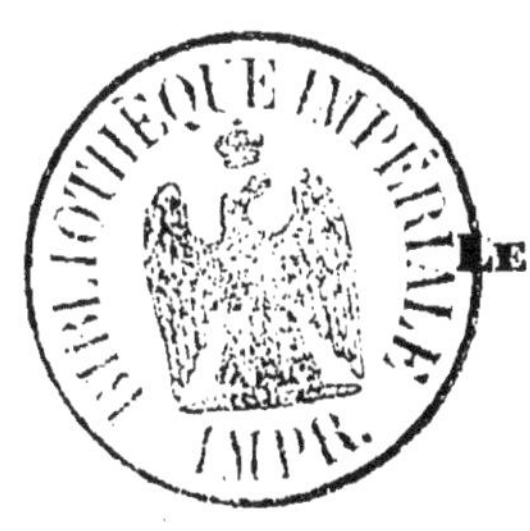

LE DOCTEUR A. MAGNAN

PARIS

CHEZ J.-B. BAILLIÈRE

LIBRAIRE DE L'ACADÉMIE DE MÉDECINE, RUE HAUTEFEUILLE, 19

Et chez DENTU, libraire

AU PALAIS-ROYAL, GALERIE D'ORLÉANS, 13

1855

PRÉFACE

Toute vérité nouvelle a ses luttes et ses combats pour se faire accepter. Si petite qu'elle soit, et alors même qu'elle n'embrasse que les choses les plus vulgaires, elle blesse pour le moins des intérêts qui ne manquent pas de se coaliser contre elle. Mais, si c'est une vérité d'un ordre élevé, une de ces vérités qui ont pour objet les hautes questions qui sont du domaine ou de l'intelligence, ou de la conscience, alors les difficultés, les obstacles de toute sorte deviennent de plus en plus considérables; car, il faut le dire à la louange de l'humanité, ce qui a trait à nos intérêts, nous froisse, nous irrite même; ce qui porte atteinte soit à des convictions plus ou moins péniblement acquises, soit à une foi aveugle ou éclairée, a seul puissance de nous émouvoir, de nous passionner.

Dans le premier cas, en effet, il ne s'agissait que de l'homme matériel, dans les deux autres, l'homme est atteint dans son intelligence ou dans sa conscience, c'est-à-dire dans son essence intime. Que sera-ce donc lorsqu'une vérité viendra heurter de front et des intérêts et des idées semblant sanctionnés par l'expérience et suffisamment justifiés par la tradition!

Telle est la position de l'homœopathie vis-à-vis de sa rivale. D'un côté donc, les intérêts, les vanités, les positions officielles, les préjugés, l'autorité du nombre, le prestige de l'ancienneté, l'opinion publique avec son aveuglement, sa foi, sa routine; de l'autre, une faible minorité, que dis-je, au début de la lutte un seul homme, mais marqué du doigt de Dieu, animé de son souffle; voilà l'aspect du combat.

Malgré l'inégalité de la lutte, malgré les nombreux obstacles qu'elle a rencontrés, l'homœopathie, en un quart de siècle (1), a vu partout le nombre de ses prosélytes augmenter progressivement. Il n'est pas un pays civilisé où elle ne compte plus ou moins de partisans éclairés dans la médecine et dans le public. Ces quelques milliers de médecins, répandus sur la surface

(1) Quoique Hahnemann ait publié ses premiers travaux en 1805, ce n'est que plus tard que sa doctrine a été constituée et ce n'est guère que de 1822 à 1825 qu'elle a commencé à se répandre.

des deux hémisphères et pratiquant la nouvelle doctrine à Leipsick comme à Paris, à Londres comme à Saint-Pétersbourg, à Copenhague comme à Madrid, à Berlin comme à Rio-Janeiro, à Vienne comme à New-York, à Hambourg, à Stockolm, à Turin, Munich, Naples, etc., etc., ces médecins obéissant tous à la même loi thérapeutique, et ayant un terme commun auquel, le cas échéant, peuvent être réduites les divergences individuelles, je veux dire la matière médicale interprétée du point de vue de la loi des semblables, voilà un spectacle unique jusqu'à présent en médecine, et qui ne peut manquer de faire impression sur des esprits éclairés et libres de préjugés. Comparez à cette école l'incohérence des systèmes, des idées et des pratiques de la médecine ordinaire, et voyez par là s'il n'est pas déjà permis de pressentir où est la vérité.

Pour que l'homœopathie ait pu conquérir partout, en si peu de temps, une si haute position, pour s'être attirée la protection de la plupart des souverains de l'Europe, enfin, pour que l'opinion publique, après lui avoir été si hostile, lui soit devenue tellement favorable, que partout elle la prend sous son puissant patronage, combien ne faut-il pas, malgré les constantes dénégations de ses adversaires, qu'elle ait amassé de preuves incontestables de supériorité, produit, en un mot, de résultats éclatants?

Que si je pouvais m'abuser sur l'importance de ces faits, sur la valeur même de l'homœopathie, il est d'autres considérations qui viendraient m'y confirmer. Lorsqu'il s'agit de problèmes aussi délicats que le sont ceux de la médecine en général, et où l'évidence peut être facilement contestée par l'esprit de parti, il serait puéril de compter sur des conversions rapides, plus puéril encore de les demander aux hommes qui se sont acquis, par leurs travaux ou leurs succès, un nom dans la science. Il faudrait bien peu connaître les passions humaines pour exiger que les hommes qui dirigent pour ainsi dire la science, qui en sont les princes, comme on dit, veuillent reconnaître et convenir que la science a pu marcher sans eux. Vit-on jamais un souverain déchu rendre hommage à un usurpateur? Mais lorsqu'une vérité nouvelle surgit, on a beau la repousser, son esprit vivifiant pénètre peu à peu tout ce qui est de son ressort, et il s'établit ainsi une transformation graduelle, qui laisse à ceux qui ne veulent pas se rendre la satisfaction d'amour-propre de croire qu'ils n'ont pas changé.

Ainsi, il est difficile d'ouvrir un journal de médecine sans y trouver quelque médication empruntée à l'homœopathie. Le choléra surtout a fourni de nombreux exemples de ces larcins. Cette influence se retrouve encore dans la simplification des formules, dans la diminution des doses, et jusque dans la forme extérieure des médicaments qu'on emploie sous le nom de *granules*. Enfin, ce qui est plus important, c'est que sous le titre de *méthode substitutive ou homœopathique*, la thérapeutique moderne s'est crue obligée de faire place à la nouvelle doctrine; et comme signe de temps meilleurs, à l'horreur qu'inspirait le nom seul de l'homœopathie a succédé, en général, un certain esprit de tolérance. On peut aujourd'hui appliquer la méthode de Hahnemann sans être un ignorant abject, un pauvre illuminé ou un misérable charlatan; on peut se faire traiter par cette méthode sans tomber dans le ridicule, et sans passer pour avoir perdu le sens commun; et il y a même déjà nombre de médecins allopathes, assez consciencieux pour en conseiller l'usage à ceux de leurs cliens pour lesquels ils ont vainement épuisé leurs ressources. Les journaux de médecine commencent à ouvrir leurs colonnes à des discussions scientifiques qui semblent être le présage de l'esprit d'examen, succédant à l'esprit de négation ou de dénigrement. A des accusations précipitées, acrimonieuses et aveugles, va succéder bientôt un débat calme, sérieux et digne de la science.

Ce moment me semble opportun pour présenter un travail sur la question qui a contribué plus que toute autre à éloigner beaucoup de médecins de la nouvelle école, je veux parler des doses infinitésimales, telles qu'on les emploie. Douze années d'études, d'observations et de méditations en homœopathie m'ont profondément convaincu de la vérité de cette doctrine, de sa supériorité sur l'ancienne médecine, et par conséquent de son avenir; et quoique je ne me dissimule ni ses imperfections, ni ses lacunes, c'est pour moi un devoir, quel que soit le sentiment de mon infériorité personnelle, d'exprimer ici l'admiration que m'inspire l'œuvre remarquable qu'a édifiée le génie de Hahnemann, et de faire mes efforts pour en hâter la propagation. Que ceux qui sont las des incertitudes et des dangers de l'ancienne médecine, veuillent bien méditer les ouvrages de cet illustre réformateur, expérimenter sa doctrine avec le sincère désir de trouver la vérité en se conformant strictement aux préceptes de l'*Organon*, et j'ose leur dire qu'ils seront amplement récompensés de leurs travaux.

Je m'adresse à tous les médecins, mais plus particulièrement à ces hommes modestes, amis de la vérité, du progrès et de l'humanité, à ceux que la science éclaire au lieu d'enorgueillir, à ceux pour qui le vrai savoir recule les bornes du possible. C'est un devoir de conscience pour tous d'étudier cette doctrine; mais ce n'en est pas un moins grand de ne pas porter sur elle et sur ceux qui la pratiquent un jugement téméraire; car, comme le dit Montaigne : « il ne faut pas juger ce qui est pos-« sible et ce qui ne l'est pas, selon ce qui est

« croyable ou incroyable à notre sens ; c'est une « grande faute en laquelle la plupart des hommes « tombent, de faire difficulté de croire d'autrui ce « qu'eux ne sauraient ni ne voudraient faire. »

Paris, le 27 mai 1855.

INTRODUCTION

A tous les degrés de l'activité humaine, depuis le plus humble métier, jusqu'aux manifestations les plus hautes de la pensée, se trouvent deux classes d'hommes. Les uns impétueux, s'élancent avec ardeur vers l'avenir, lui demandant la découverte de nouveaux secrets, la satisfaction de nouveaux besoins, la joie de nouvelles aspirations. Pour eux le progrès, comme l'espace, n'a pour ainsi dire pas de limites. Ils regardent la perfectibilité comme un dogme saint, car elle est la justification du passé et l'espérance dans l'avenir.

Les autres, ne retenant des innombrables tentatives humaines que l'insuccès, niant pour ainsi dire la Providence dans l'homme, quoique généralement ils en parlent avec ostentation, se montrent plus ou moins hostiles, ou tout au moins indifférents à toute idée nouvelle. Ils ont à chaque chose des objections inéluctables. Ils se font, du haut de leur infaillibilité, les arbitres de la vérité et de l'erreur. Au lieu de voir dans les efforts de l'homme la glorification de Dieu, ils vont dans leur aveuglement jusqu'à les condamner comme actes de folie et d'impiété. Maîtres du monde, ils feraient rétrograder l'humanité jusqu'aux limbes des âges primitifs.

Les fréquents démentis de l'expérience, les merveilleux développements de la science et de l'industrie, les transformations de toute sorte qui s'accomplissent incessamment sous nos yeux, jusque par ceux-là même qui semblaient suscités comme un obstacle, rien ne peut arrêter leur anathème, ou les arracher à leurs incurables préventions.

J'ai, je l'avoue, une prédilection toute particulière pour ces hardis pionniers qui nous ouvrent les régions inconnues. Ce sont les vrais élus de Dieu ; sans eux l'humanité croupirait encore dans les bas fonds de l'ignorance et de la misère. Aussi la postérité, en donnant à leurs noms l'investiture de la gloire et de l'immortalité, répare-t-elle les dédains et les injustices dont les abreuvèrent leurs contemporains. Il serait trop long de rappeler les persécutions des hommes qui ont laissé les noms les plus vénérés et les plus illustres. L'histoire de ces âmes et de ces intelligences d'élite qui ont eu le divin privilége de représenter le genre humain au plus haut titre, n'est, à vrai dire, qu'un long martyrologe. Ainsi, pour me renfermer dans le domaine médical, qui croirait aujourd'hui, si l'histoire n'avait enregistré ces tristes débats, que les découvertes anatomiques de Vésale, suscitèrent à leur auteur les persécutions de ses contemporains et de l'Inquisition; que ses adversaires les plus acharnés furent Jacques Sylvius et Riolan, c'est-à-dire deux anatomistes célèbres de cette époque.

L'admirable découverte de la circulation du sang par Harvey, est une de celles qui ont rencontré en médecine la plus vive opposition. Tout ce qui faisait autorité dans la science prodigua, à l'envi, la raillerie à son auteur. Plus d'un demi-siècle après, la Faculté de Paris, par l'un de ses membres, en faisait une critique acerbe, et concluait que Harvey n'était qu'un novateur absurde. On l'appelait par dérision *Circulator*.

Sanctorius avec ses longues et laborieuses expériences sur la transpiration insensible, éprouva le même sort. Des hommes oubliés aujourd'hui, mais alors tout-puissants le poursuivirent de leurs invectives.

L'illustre Bacon, qui a tant contribué par ses travaux philosophiques à l'avancement de la science, ne fut pas lui-même à l'abri des préjugés qu'il combattait, et il en donna une preuve trop remarquable en niant la légitimité du système de Copernic (1).

L'ingratitude et l'injustice des contemporains a eu pour effet de nous priver de plus d'une œuvre importante. Ainsi Descartes, après avoir travaillé plusieurs années à son *Cosmos*, ayant appris la condamnation de Galilée par l'Inquisition, n'osa pas publier son ouvrage (2).

Mais revenons à la médecine, car il est plus triste que consolant de penser que partout ailleurs les mêmes causes ont produit les mêmes effets, et que, dans quelque sphère qu'il se trouve placé, l'homme y laisse toujours apercevoir les infirmités de sa nature.

Le quinquina importé d'Amérique en Europe, en 1638, fut plus d'un siècle avant de passer dans la pratique générale (3). L'introduction des remèdes chimiques en médecine fut longtemps proscrite. La Faculté de Paris défendit d'insérer dans les thèses des opinions favorables à ces remèdes.

Que d'idées, que de choses auxquelles on pourrait appliquer ce que MM. Trousseau et Pidoux disent de l'antimoine. « Longtemps proscrit par des « arrêts solennels émanés ou des grands corps po-

(1) *Cosmos*. De Humboldt, t. II, p. 408.

(2) *Cosmos*. De Humboldt, t. III, p. 21.

(3) Guy Patin écrivait à son ami Falconnet : « Le quinquina « ne guérit pas la fièvre intermittente, et nous l'avons abandonné. *Jacet ignotus, sine nomine, pulvis.* »

« litiques de l'État, ou des Facultés de médecine, il « a été vanté avec une exagération que la persé- « cution pouvait seule justifier ; il a été déprécié « avec un acharnement que ne justifiaient pas « toujours les accidents causés par l'imprudence « ou l'impéritie (1). »

Bornons là ces exemples auxquels il serait facile d'en ajouter d'autres non moins éclatants. Si des découvertes aussi simples en elles-mêmes que celles que je viens de citer, ou tout au moins d'une vérification facile, ont eu tant d'obstacles à vaincre, faut-il s'étonner qu'une doctrine médicale aussi étrange que semble l'être l'homœopathie se soit attirée tant de dédain et de sarcasme, quand tout en elle semblait fait pour heurter les convictions du savant aussi bien que les préjugés de l'ignorant.

Si quelque chose cependant peut sinon justifier, du moins atténuer les torts de nos adversaires dans une question qui touche de si près aux plus graves intérêts de l'humanité, c'est, outre l'apparence paradoxale de l'homœopathie, (comme si toute vérité nouvelle n'était pas plus ou moins paradoxale, c'est-à-dire contraire à l'opinion reçue) la difficulté d'observer et d'expérimenter en médecine. Les conditions de l'organisme sont si mobiles, si variables, que les phénomènes physiologiques et

(1) *Traité de thérapeutique*, t. II, p. 737, 2e édition.

pathologiques et, à plus forte raison, thérapeutiques sont fort difficiles à apprécier. Aussi, n'y a-t-il pas de science où les dénégations soient si souvent opposées aux affirmations par des hommes d'un égal mérite et d'une bonne foi incontestable.

Prenons un exemple récent entre mille : le choléra a été l'objet, de la part des allopathes, de toute espèce de tentatives aussi vaines les unes que les autres, car il a déconcerté leur zèle comme leur savoir. Or, il est arrivé qu'un médecin, trouvant une certaine analogie entre le choléra et les fièvres pernicieuses, a essayé de le traiter par le sulfate de quinine, dont il a obtenu, dit-il, de très-bons effets; mais d'autres médecins répétant ces expériences, l'ont employé sans succès. Il en est de même de la strichnine et d'une foule d'autres médicaments; en sorte qu'aucun moyen thérapeutique n'a pu obtenir faveur, et que le traitement de cette maladie est aussi incertain aujourd'hui que le premier jour de son invasion. Pour justifier devant l'opinion publique l'impuissance de l'art, on a imaginé un stratagème fort ingénieux, et qui consiste à dire qu'on ne connaît pas le choléra, et que, par conséquent, on ne peut connaître les moyens de le guérir. Argument incroyable, applicable du reste à une foule de maladies et qui ne prouverait qu'une chose, c'est que la pathologie et la thérapeutique se valent également. Mais je reviendrai plus loin sur ce sujet.

Si donc, pour des questions secondaires et toutes de détail, nous voyons tant de jugements divers se produire, il serait plus que surprenant qu'il n'en fût pas ainsi à l'égard de l'homœopathie, c'est-à-dire d'une doctrine nouvelle qui prétend être complète, qui n'admet rien en partage, qui veut être victorieuse ou terrassée. Aussi qu'est-il arrivé? Aux premiers succès de l'homœopathie, on opposa des dénégations. Ce moyen parfaitement doctoral semblait devoir suffire, mais à mesure que les résultats devinrent nombreux et éclatants, et qu'on vit le public oublier de plus en plus ses préventions, il fallut changer de tactique; ce fut alors qu'on attribua les cures, tantôt à la nature médicatrice, tantôt au régime et tantôt à l'imagination. On ne pouvait être plus malheureux dans le choix des arguments; car, si le régime a une si grande importance, pourquoi ne pas l'adopter; si les doses infinitésimales parlent mieux à l'imagination que les doses massives, pourquoi ne pas en faire usage (1); enfin, si la nature guérit mieux avec les globules, c'est-à-dire, comme on a l'air de le croire, en ne faisant rien, quelle té-

(1) Il est bon de dire, à propos de l'imagination, qu'il y a des vétérinaires homœopathes. Quel est l'empire de l'imagination sur un enfant qui vient de naître? etc.

mérité, quelle folie de venir la troubler ou l'égarer avec des médications violentes ou intempestives! Laissons de côté ceux qui, poussant l'oubli de leur devoir jusqu'au délire de la passion, n'ont pas craint d'affirmer, même après avoir déversé le ridicule sur eux, que les globules homœopathiques étaient des poisons dont l'action pernicieuse se faisait infailliblement sentir tôt ou tard.

Voilà par quels tristes moyens on combattait la doctrine de Hahnemann en tous lieux; car l'esprit humain est partout le même. Aussi n'y a-t-il pas à s'étonner si l'Académie de médecine (1) n'a pas su montrer vis-à-vis d'elle plus d'impartialité et d'esprit de justice que l'ancienne Faculté de médecine n'en fit preuve à propos de la circulation, du quinquina, de l'inoculation de la variole, etc.

Que le jugement d'un corps savant soit irréfléchi et présomptueux en un sujet nouveau et contraire aux idées reçues, cela n'a rien qui puisse étonner ceux qui savent comment les questions se vident par des votes d'entraînement et de surprise. Mais qu'en dehors de cet aréopage médical, il n'y ait pas encore eu en France un seul homme qui, foulant aux pieds les préjugés, ait porté, en pleine connaissance de cause un jugement impartial sur l'homœopathie, voilà qui est véritablement triste et

(1) On trouvera, p. 145, le jugement de l'Académie de médecine sur l'homœopathie.

qui dénote chez la génération médicale actuelle une profonde et coupable indifférence.

Lorsqu'au sortir de l'École de Paris où je n'avais puisé que le désenchantement au lieu d'une croyance médicale, je voulus essayer l'homœopathie, isolé, sans appui, sans guide, défiant de mes faibles forces, j'eus soin, de peur de m'égarer et de me laisser séduire, soit par la théorie, soit par des faits cliniques que ma raison eût mal interprétés, j'eus soin, dis-je, de prendre une scrupuleuse connaissance de tout ce qui avait été écrit contre la nouvelle doctrine. Au lieu d'une appréciation sévère, mais juste, je ne trouvais que des plaisanteries, des injures, des contradictions choquantes ou de vrais réquisitoires dictés par la passion la plus aveugle (1).

A défaut d'une critique judicieuse je voudrais avoir à discuter quelques expériences cliniques sérieuses sur l'homœopathie. On ne peut parler de celles qui furent faites à l'Hôtel-Dieu dans le service de M. Bally, puisqu'elles n'ont pas été livrées à la publicité. Quant à celles de M. Andral, on est affligé de voir qu'un homme qui a donné à la science des gages sérieux, et qui est si haut placé

(1) Je dois faire une exception en faveur de l'*Encyclopédie des gens du monde* où l'on trouvera à l'article *homœopathie* un exposé assez pâle, mais fidèle de la doctrine de Hahnemann. Cet article se termine par des réserves assez embrouillées, comme si l'auteur eût craint d'encourir quelque haute censure pour avoir eu la témérité de se montrer impartial dans son exposition.

dans l'estime des savants, ait abordé une aussi grave question avec tant de légèreté. Pour juger une doctrine médicale nouvelle, il faut : 1° éprouver le besoin de rechercher la vérité, et par conséquent reconnaître qu'on ne la possède pas ; 2° étudier la doctrine avec le plus grand soin, et l'expérimenter en se plaçant strictement au point de vue de l'auteur. Ces conditions ont-elles été remplies ? Je déclare hautement que non. A l'époque où M. Andral a fait ses essais (1834), l'homœopathie était introduite depuis peu en France. Elle y comptait à peine quelques rares disciples ; la matière médicale n'avait pas même encore été traduite en français, et il est évident que le savant professeur, privé des éléments nécessaires à une expérimentation rigoureuse, et ne se trouvant en aucune façon prémuni contre les préventions qui devaient naturellement obséder son esprit, ne pouvait arriver à des conclusions positives. Le choix des médicaments prouve que les règles prescrites par Hahnemann n'ont pas été observées, et dès lors, il serait bien étrange que les résultats eussent été favorables à l'homœopathie. Ce que je dis n'infirme ni le savoir ni la bonne foi de M. Andral ; c'est une preuve à ajouter à tant d'autres, que les hommes les plus éminents peuvent se tromper : *Errare humanum est.*

Il y aurait beaucoup à dire sur les corporations savantes, sur la tradition, sur le principe d'autorité considérés comme obstacles à la propagation des vérités nouvelles. Penser, dire et faire différemment qu'on ne pensa, qu'on ne dit et qu'on ne fit jusque-là, fut toujours une témérité plus ou moins périlleuse, que fort heureusement le progrès des temps (*tempus omnium edax*) change souvent en titre de gloire. Les hommes spéciaux, ou, autrement dit compétents, « jugent ordinairement « des choses nouvelles par comparaison avec les « anciennes auxquelles ils les assimilent, et d'a- « près leur imagination qui en est toute remplie, « toute imbue (1). » Ils oublient trop qu'en toutes choses, et particulièrement en médecine, ce que l'on sait n'est pas l'équivalent de ce qu'on ignore.

Ainsi le jugement clinique de M. Andral, aussi bien que le jugement théorique de l'Académie de médecine, manquent des éléments propres à une appréciation vraiment scientifique. Ils sont analogues aux jugements politiques ou la passion et l'esprit de parti tiennent lieu de raison et de justice. Aussi qu'est-il advenu? Ces jugements inconsidérés ont enrayé jusqu'à un certain point l'essor de l'homœopathie, ils ont retenu dans l'ornière la multitude des esprits paresseux ou indifférents, et ceux qui, lancés dans la carrière des positions officielles ou des faveurs, ne peuvent y

(1) Bacon. — *Novum organum aphor.* CIX.

réussir que par le sacrifice de leur indépendance. Si c'est là ce qu'on désirait, on peut se réjouir du succès. Mais ont-ils été un véritable triomphe pour l'ancienne médecine? Lui ont-ils donné plus de considération dans l'opinion publique? Et à mesure que, malgré ces entraves, l'homœopathie grandit par ses seules forces (1), et non par le patronage de tel ou tel nom, les hommes qui l'ont ainsi méconnue, qui ont fait contre elle un coup d'autorité, n'ont-ils pas éprouvé quelques regrets, quelques remords de leur précipitation? Se sont-ils sentis tout-à-fait irréprochables en descendant au fond de leur conscience?

Qu'ils veuillent bien se rappeler que Riolan fut l'adversaire acharné de Vésale, Guy Patin celui de Harvey, que Galilée eut pour juge l'Inquisition, Fulton l'Académie des Sciences, etc.; et s'ils sont plus jaloux du soin de leur mémoire que de leurs intérêts actuels, qu'ils se hâtent de réformer un jugement que l'histoire ne manquera pas de réviser et de retourner contre eux-mêmes!

(1) Il y a des gens du monde qui s'étonnent que le gouvernement ne fasse rien pour l'homœopathie, et il en est qui en infèrent le peu de valeur de cette doctrine. Ces personnes oublient que le gouvernement ne peut connaître par lui-même les questions médicales et que l'Académie de médecine est le corps constitué pour l'éclairer à ce sujet.

CHAPITRE PREMIER

DE LA MÉTHODE EN GÉNÉRAL DANS LES SCIENCES ET EN MÉDECINE.

> L'homme, interprète et ministre de la nature, n'étend ses connaissances et son action qu'à mesure qu'il découvre l'ordre naturel des choses, soit par l'observation, soit par la réflexion ; il ne sait et ne peut rien de plus.
>
> Bacon. — Nov. organum, aphor. I.

La médecine, comme les autres sciences, a toujours subi l'influence des idées philosophiques et même religieuses dès le principe. Dans la plus haute antiquité, et chez la plupart des peuples, elle est confinée dans le temple ; les prêtres sont médecins. Durant cette longue enfance de l'humanité, la crédulité a pleine carrière ; le sacré se mêle au profane, et la souffrance demande aux pratiques religieuses un soulagement que lui refusent trop souvent les imperfections d'un art naissant.

Peu à peu la philosophie se cherche, se pose, s'affirme, et de ce moment jusqu'à ce jour, on peut suivre et constater son influence sur la marche des sciences. Comment en serait-il autrement, puisque la philosophie n'est autre chose que la recherche des vérités générales ou abstraites, et la science celle des vérités spéciales ou concrètes, et que pour l'une et pour l'autre, les procédés d'investigation sont identiques, c'est-à-dire que notre intelligence y marche par les mêmes voies et moyens?

Cette subordination est si vraie qu'on pourrait écrire l'histoire générale de la médecine par la seule connaissance de la marche de la philosophie, de même qu'on écrirait celle de la philosophie par l'observation du développement de l'intelligence chez l'homme; car nous ne voyons le monde interne et externe, et nous n'arrivons à la connaissance d'un objet, quel qu'il soit, que par l'intermédiaire des facultés dont nous sommes doués. Or, de même que les objets extérieurs changent d'aspect, si on les regarde à travers tel ou tel prisme, et que, par conséquent, nous les voyons moins tels qu'ils sont, effectivement, que tels qu'ils nous apparaissent, de même nous n'arrivons à la notion des choses visibles ou invisibles que dans une mesure qui est nécessairement en rapport avec nos facultés; et c'est parce que nous sommes diversement doués sous le rapport intellectuel, aussi bien que sous le rapport physique et moral, qu'il est impossible que toutes les vérités apparaissent sous le même aspect à chacun de nous, et surtout que les vérités nouvelles nous saisissent tous également.

L'homme a besoin de connaître; c'est là sa destinée. Il a soif de vérité ; il la cherche par tous les moyens, car de la vérité découle comme d'une source vive et féconde le bien, le beau et l'utile. Pour l'atteindre, il tend et applique toutes ses facultés. Mais il y a d'abord plus de confusion que de discernement dans la manière dont il en use. Si toutes peuvent le servir pour le conduire au but, elles n'ont pas, bien s'en faut, la même importance. « Chez les peuples les plus arriérés dans la « civilisation, l'imagination se plaît au jeu de « créations bizarres et fantastiques. Au lieu d'exa« miner, on devine, on dogmatise, on interprète « ce qui n'a jamais été observé... Mais à mesure « que l'homme, en parcourant les différents de« grés de son développement intellectuel, par« vient à jouir en toute liberté du pouvoir régu« lateur de la réflexion, à séparer par un acte « d'affranchissement progressif le monde des « idées de celui des sensations, un vague pressen« timent de l'unité des forces de la nature ne lui « suffit plus. L'exercice de la pensée commence à « accomplir sa haute mission; l'observation, fé« condée par le raisonnement, remonte avec « ardeur aux phénomènes (1). »

Le besoin de s'élever des faits aux principes, des phénomènes aux lois qui les gouvernent, est telle-

(1) De Humboldt, *Cosmos*, t. I, p. 18-19.

ment inhérent à l'esprit humain et inséparable de la science, que de tout temps on a marché dans cette voie. C'est cette nécessité absolue, inéludable qui, à toutes les époques, a poussé les plus grands penseurs en médecine comme ailleurs, à créer des systèmes, c'est-à-dire à ranger les faits connus sous des lois générales, à remonter des phénomènes aux causes, à s'élever de la pratique à la théorie, en un mot, à créer dans la science, un ordre, un arrangement, une coordination dont le type est en nous aussi bien qu'en dehors de nous, c'est-à-dire dans l'intelligence humaine comme dans l'univers. Que des esprits prévenus contre les systèmes, parce qu'aucun d'eux n'a tenu ses promesses, et que tous ont fait successivement naufrage, en soient venus, par lassitude et découragement, à penser que la science médicale est irréductible en un corps de doctrine, c'est là une erreur manifeste qui se réfute d'elle-même; car si cette idée était vraie, il faudrait rayer la médecine du nombre des sciences, et renoncer à l'art de guérir. Quelque complexes que soient les phénomènes organiques dans toute leur série, ils obéissent, par cela même qu'ils existent, à des lois, comme les phénomènes physiques; ils sont observables parce qu'ils sont plus ou moins accessibles à nos moyens d'investigation, et par conséquent, la recherche de ces lois n'est ni une chimère, ni une absurdité. Elle est au contraire la plus noble préoccupation des esprits élevés, et c'est parce que cette vérité est instinctivement sentie que, malgré les détracteurs de systèmes, les plus grands noms dont s'honore la médecine sont précisément, qu'on me passe le mot, ceux des systématiseurs.

L'observation est d'abord vague, superficielle et très-incomplète; elle s'attache naturellement aux phénomènes les plus apparents. A peine contenue par une raison d'autant plus faible qu'elle est encore impuissante à satisfaire ce besoin de croire, qui remplace, dans les temps primitifs ou chez les intelligences peu cultivées, le besoin de savoir, l'imagination prend son libre essor et enfante, dans toutes les sphères de la pensée, ces nombreux systèmes qui n'ont pas toujours un sens bien clair pour nous aujourd'hui, mais qui eurent l'avantage, aux époques où ils furent conçus, non seulement de satisfaire l'esprit, mais, ce qui est bien plus important, de faciliter et de féconder l'observation et l'étude des phénomènes qu'ils embrassaient. A mesure que le nombre des faits observés s'accroît, les théories émises ne pouvant plus les expliquer tous, il en surgit de nouvelles. Tel est le mouvement ascendant et progressif de l'esprit humain. Dans cette succession de systèmes qui marquent généralement un progrès, deux faits importants se dégagent de plus en plus : d'une part l'observation devient peu à peu plus complète et plus exacte, de l'autre, l'imagination cède peu à peu son empire à la raison.

L'observation attentive des faits est déjà un progrès considérable, car elle suppose une connaissance plus ou moins étendue du sujet. En effet, depuis que le monde est habité par l'homme, les mêmes phénomènes, ou à peu près, s'y accomplissent. Cependant, il est incontestable que le nombre de ceux qui sont étudiés, s'accroît de génération en génération, soit parce que les moyens d'investigation vont se perfectionnant, soit parce que la notion plus claire ou plus étendue des choses y révèle de nouveaux aperçus. Ainsi, pour ne parler que de la médecine, que de phénomènes nouveaux ne devons-nous pas à la découverte de l'auscultation, à celle du microscope, à l'application de la chimie, à l'étude de l'anatomie pathologique, etc? Qui pourrait dire maintenant de combien de faits inconnus aujourd'hui la science médicale sera enrichie d'ici à un ou deux siècles? Car, comme le dit M. de Humboldt, « jamais on ne parviendra à épuiser l'inépuisable « richesse de la nature, et aucune génération ne « pourra se vanter d'avoir embrassé la totalité des « phénomènes (1). » Cependant, ces innombrables faits étudiés depuis quelques années, aussi bien que ceux qui seront découverts par nos successeurs, existent aujourd'hui comme ils existaient

(1) *Cosmos*, t. I, p. 70.

il y a des milliers d'années, posent devant nos yeux comme ils ont posé devant ceux de nos devanciers, et s'ils sont passés inaperçus, c'est faute de moyens d'investigation, c'est que, selon la profonde pensée d'un philosophe moderne, « pour se livrer « à l'étude des faits, notre esprit a besoin d'une « théorie quelconque. » (A. Comte.)

Ainsi la première phase de la science consiste à réunir le plus grand nombre possible de faits bien observés et à les classer selon leur analogie. Mais ce travail n'est que préparatoire et ne constitue pas la science proprement dite. Nous avons vu que par une tendance invincible de notre esprit, nous sommes portés à généraliser les faits, c'est-à-dire à remonter des phénomènes aux causes et aux lois qui les gouvernent. La recherche des causes nous conduit à des principes abstraits sans la conception desquels la science ne saurait être : ainsi, en astronomie c'est l'*attraction* qui est considérée comme la cause des phénomènes de la gravitation ; en chimie c'est par l'*affinité* qu'on explique les combinaisons des corps ; en médecine c'est la *force vitale* qui préside aux phénomènes organiques. Parvenue à ce point, la science est déjà assez avancée, mais elle a besoin pour se compléter de trouver la loi qui est l'expression générale des faits. En astronomie, c'est l'attraction proportionnelle aux masses et en raison inverse du carré des distances ; en chimie, c'est la loi des proportions et des équivalents chimiques; en médecine, enfin, c'est la loi thérapeutique, *similia similibus curantur,* que je développerai bientôt.

Tant que la science n'a pu s'élever, par induction, à la formule de ces lois générales qui sont l'expression la plus large des faits, elle n'est point constituée réellement ; tout en elle est empirisme, c'est-à-dire incertitude, tâtonnement et horizon borné. Si nombreux et quelque bien observés que soient les faits, ils manquent de synthèse, c'est-à-dire de ce lien philosophique qui les enchaîne les uns aux autres, et de cette lumière qui les éclaire et permet de les apprécier à leur juste valeur. Ils sont comme des pierres taillées au hasard pour un édifice, et qui attendent un architecte qui saura en disposer. Mais, lorsqu'un homme de génie a pu lever le voile mystérieux et découvrir le rapport caché qui relie les phénomènes, lorsqu'un Kepler ou un Newton a su formuler une de ces lois générales qui sont comme le secret de la nature, alors cette *vérité principe* acquiert toute la valeur des axiomes et devient, comme eux, une sorte de source vive et inépuisable d'où le raisonnement n'a plus qu'à déduire les conséquences, c'est-à-dire les vérités secondaires et les applications pratiques qu'elle renferme. C'est la gloire éternelle de la philosophie moderne, c'est l'impérissable honneur de Bacon et de Descartes d'avoir, par leurs immortels travaux, affranchi l'esprit humain de la servitude des préjugés, du joug de l'autorité, d'avoir tracé la méthode d'observation, de l'induction et de la déduction, et ouvert ainsi la route si brillamment parcourue depuis par les sciences.

Mais, malgré l'influence de ces puissants génies, ce n'est que peu à peu que les sciences sont entrées dans la voie féconde qu'ils avaient indiquée. Les sciences mathématiques y ont gagné en certitude et en étendue ; les sciences physiques s'y sont transformées ; les sciences médicales y ont pénétré avec Hahnemann (1) ; les sciences morales, politiques et sociales paraissent devoir bientôt y arriver. Il est remarquable que cette évolution successive des sciences s'accomplit en raison inverse de la difficulté et de la complexité du sujet qui est propre à chacune d'elles.

On peut juger d'après ce faible aperçu, qui mériterait de plus amples développements, combien on est peu fondé à critiquer les imperfections de la médecine et à exiger qu'elle soit aussi avancée que les sciences physico-chimiques. Quant à ceux

(1) En me servant ici et en général du terme de *sciences médicales*, j'entends particulièrement désigner ce qui a trait à la séméiotique, à la diagnose, à la prognose et surtout à la thérapeutique. L'illustre Ampère, dans son remarquable *Essai sur la philosophie des sciences*, a placé les sciences médicales dans la grande classe des sciences cosmologiques, et a établi entre elles des distinctions très-importantes.

qui voudraient la faire rétrograder à Hippocrate, ils sont dans une erreur non moins grande que ceux qui, en physique, en histoire naturelle ou en politique en resteraient à Aristote ; car, dans l'un et l'autre cas, ce serait ne tenir aucun compte de la tradition, c'est-à-dire du progrès des temps.

A une époque où la philosophie était plus spéculative et dogmatique que positive, Hippocrate eut l'immense mérite d'arracher à son joug la médecine et de la placer sur le véritable terrain de l'observation. C'est là son plus grand titre de gloire. Mais, quoique ses écrits portent l'empreinte d'une haute sagesse et d'une profonde sagacité, il ne pouvait être donné à un génie des temps anciens de formuler la loi la plus importante de l'art de guérir. Cette glorieuse tâche était réservée à Hahnemann qui, un jour, sera considéré non-seulement comme l'Hippocrate moderne, mais comme le Newton de la médecine.

CHAPITRE II

VUE GÉNÉRALE DE L'HOMŒOPATHIE.

> Il faut chercher, sur l'objet de notre étude, non pas ce qu'en ont pensé les autres ni ce que nous soupçonnons nous-mêmes, mais ce que nous pouvons voir clairement et avec évidence ou déduire d'une manière certaine. C'est le seul moyen d'arriver à la science.
>
> DESCARTES. — (Règle 3 pour la direction de l'esprit.)

Pour la troisième fois, en un quart de siècle, le choléra a sévi en Europe. En face de ce redoutable fléau, la médecine ancienne s'est vue réduite à l'impuissance; seule de toutes les pratiques médicales, l'homœopathie a pu le combattre avec succès. Des observations nombreuses, irrécusables, ont prouvé sa supériorité manifeste. Est-ce là un fait fortuit, une médication empirique, heureuse par hasard et ne préjugeant rien sur l'ensemble de la doctrine? S'il en était ainsi, il faudrait au moins l'accepter. Mais, si le traitement homœopathique ressort de la doctrine, quelle valeur n'a pas une école qui, à son apparition et et sans tâtonnement, a pu instituer les moyens prophylactiques et curatifs d'une maladie aussi prompte dans sa marche que funeste par ses résultats.

Lorsqu'en 1829, le choléra commença à envahir l'Europe, il y avait alors bien peu de disciples de la nouvelle école. Ceux qui se trouvèrent les premiers menacés du contact de l'épidémie, furent alarmés d'avoir à lutter contre une maladie aussi terrible, avec des moyens que personne n'avait encore employés. Effrayés d'une aussi périlleuse épreuve, ils écrivirent à l'illustre fondateur de l'homœopathie pour lui demander conseil, et Hahnemann, de son cabinet, sans avoir jamais observé le choléra épidémique, déduisant la pratique comme une conséquence logique des principes, formula le traitement de cette maladie tel qu'il existe actuellement, c'est-à-dire tel que l'expérience clinique l'a confirmé sur une vaste échelle.

Ce fait remarquable, immense, est certainement le plus considérable qui se soit jamais produit dans la médecine de tous les temps (1). Il est la sanction souveraine de la théorie par la pratique, et prouve d'une manière irréfragable l'enchaînement qui relie la thérapeutique homœopathique à ses principes. C'est à ce sujet important

(1) La vaccine qui est le fait le plus remarquable de l'ancienne médecine ne peut être comparée au traitement homœopathique du choléra; car c'est une découverte fortuite, qui ne découle d'aucun principe, et qui eût pu nous venir, comme le quinquina, tout aussi bien des sauvages que d'un médecin.

que je vais consacrer quelques développements. La nouvelle doctrine a été tellement travestie, parodiée par ses adversaires que, quoique je n'aie point pour but de la faire connaître sous tous ses aspects, je ne puis, néanmoins, me dispenser d'en donner succinctement une idée générale. Voyons d'abord, en quelques mots, comment elle fut découverte.

Samuel Hahnemann est né le 10 avril 1755, à Meissen, petite ville de Saxe, qui a donné le jour aux deux Schlegel. Il étudia la médecine à Leipsick, puis à Vienne, et soutint sa thèse inaugurale à Erlangen, en 1779. A peine se trouva-t-il aux prises avec les difficultés et les incertitudes de la pratique médicale, que les inquiétudes et le doute pénétrèrent dans son esprit et dans sa conscience. Mais ses perplexités s'accrurent encore bien plus lorsqu'il fut appelé à soigner ses propres enfants; alors au doute succéda le plus complet découragement, et Hahnemann en vint à ce point qu'il renonça entièrement à l'exercice de la médecine, faute de pouvoir s'orienter dans ce dédale d'opinions contraires et de pratiques diverses. Il s'adonna, dès lors, à la chimie, science dans laquelle il se fit remarquer par des travaux utiles. Il était en relation avec les hommes les plus éminents dans cette branche des connaissances humaines. Mais la chimie n'enrichissait pas alors ceux qui la cultivaient aussi facilement qu'aujourd'hui, et Hahnemann fut obligé, pour subvenir aux besoins de sa nombreuse famille, de se livrer à d'autres travaux. Versé dans la langue anglaise, il en était à traduire la matière médicale de Cullenen allemand, lorsque les assertions et explications si contradictoires des auteurs qui abondent dans l'étude de chaque médicament, frappèrent plus particulièrement son attention au sujet du quinquina.

Jusqu'à Hahnemann, personne n'avait eu l'idée de prendre, à l'état de santé, un médicament pour observer les effets qu'il pourrait produire. Cette pensée paraît si simple, qu'on ne comprend pas qu'elle n'ait pas été plus tôt réalisée (1); car le bon sens indique assez qu'un médicament quelconque représente une force, une puissance, et que son action sur l'homme bien portant ne saurait être sans intérêt. Mais la routine aveugle tellement l'intellect, que les choses les plus simples sont précisément celles qu'on est le moins disposé à voir. Quoi qu'il en soit, Hahnemann essaya le quinquina sur lui-même, après s'être préalablement astreint à un régime convenable pour laisser au médicament toute sa sphère d'action. Il en prit, pendant quelques jours, de fortes doses ; nota avec soin tous les phénomènes morbides qui se manifestèrent sur lui, et ce qui le frappa, et devait nécessairement le frap-

(1) L'illustre Haller avait conseillé cette méthode d'expérimentation dont il avait entrevu la portée.

per, c'est que parmi ces phénomènes morbides, il éprouva des symptômes de fièvre intermittente.

Les esprits qui ont de l'aptitude à saisir les rapports des choses, à remonter des phénomènes aux lois qui les régissent, comprendront quel dut être l'étonnement de Hahnemann et en même temps sa joie et ses espérances, en voyant s'ouvrir devant lui un champ indéfini et jusque-là inexploré d'expériences, au bout duquel sa sagacité pouvait entrevoir la véritable loi thérapeutique.

En effet, si d'un côté le quinquina guérit ordinairement la fièvre intermittente, et si d'autre part, il est apte à produire des phénomènes analogues à ceux de la fièvre intermittente, il y a là un rapport qui, s'il se reproduit d'une manière générale, est une révélation tout entière ; car ce simple fait contient non-seulement la loi thérapeutique, *similia similibus curantur,* mais encore la vraie méthode pour reconnaître les propriétés des médicaments, c'est-à-dire l'expérimentation sur l'homme sain que Hahnemann a appelée *expérimentation pure,* par opposition à l'expérimentation sur le malade, double vérité qui a pour effet de soustraire la thérapeutique à l'empirisme et au rationalisme, comme nous le verrons bientôt plus amplement, et les malades à des tentatives téméraires et trop souvent dangereuses. Ainsi la vraie science éclaire, élève l'art de guérir et le moralise en même temps ; car la vérité, comme je l'ai déjà dit, est la triple source du bien, du beau et de l'utile.

Il est difficile de comprendre combien durent être vives les joies et les émotions qu'éprouva l'âme profondément religieuse de Hahnemann, quand les premières lueurs de cette révélation pénétrèrent son esprit. Dès ce moment, il multiplia avec ardeur ses essais sur d'autres substances, et il eut l'ineffable satisfaction de voir se confirmer les mêmes résultats : savoir que les médicaments produisent sur l'organisme des phénomènes analogues à ceux qu'ils peuvent guérir. Alors, s'étant adjoint quelques médecins de bonne volonté, les expériences furent reprises et faites sur une plus grande échelle; et, en 1805, il publia le premier résultat de ses recherches dans un ouvrage ayant pour titre : *Fragmenta de viribus medicamentorum*. Non-seulement ces expériences avaient révélé à Hahnemann la loi des semblables en opposition avec le *contraria contrariis curantur* des anciens, mais elles lui apprirent que chaque substance recèle une multitude de propriétés plus ou moins importantes, et jusqu'alors généralement ignorées (1).

(1) « L'empirisme commence par des aperçus isolés que l'on « groupe selon leur analogie et leur dissemblance. A l'acte de « l'observation directe succède, mais bien tard, le désir d'ex- « périmenter, c'est-à-dire de faire naître des phénomènes sous « différentes conditions déterminées. L'expérimentateur rationnel « n'agit pas au hasard; il est guidé par des hypothèses qu'il « s'est formées, par un pressentiment à demi instinctif et plus

Jamais réforme aussi radicale n'avait été tentée en médecine ; jamais aussi pareille audace ne rencontra plus de haine aveugle et d'acharnement implacable. Hahnemann fut obligé, pour échapper aux persécutions de ses ennemis, de fuir de ville en ville. Il fut traqué avec cette persévérance et cette fureur qui n'ont épargné, jusqu'à présent, aucune réforme importante. Recueilli et protégé par un prince généreux (1820), le duc d'Anhalt-Kœthen, il trouva, enfin, assez de tranquillité pour pouvoir se livrer en toute sécurité à la pratique de son art. Mal accueilli, d'abord, par une population autant passionnée qu'ignorante, il fut obligé, pendant plusieurs années, de se renfermer chez lui pour échapper à une raillerie insultante et à de grossiers procédés. Peu à peu le bruit de ses cures se répandit au loin, et Hahnemann acquit bientôt une réputation européenne. On allait le consulter de tous les pays, et ses guérisons nombreuses et parfois inespérées, propageaient sa doctrine et sa gloire. Aussi, lorsqu'en 1835 il eut pris la résolution de quitter Kœthen, pour se rendre à Paris (1), fut-il obligé de partir nuitam-

« ou moins juste de la liaison des choses ou des forces de la « nature. Ce qui a été conquis par l'observation ou par la voie « des expériences conduit, par l'analyse et par l'induction, à « la découverte des lois empiriques. » De Humboldt, *Cosmos*, t. I, p. 72.

(1) Hahnemann est mort à Paris le 2 juillet 1843.

ment pour éviter les obstacles que voulait lui opposer une population passée de la moquerie et de la haine à l'admiration et à l'enthousiasme.

Par ce court exposé de la découverte de l'homœopathie, on voit que la réforme de Hahnemann embrasse la partie essentielle des sciences médicales, celle qui les résume toutes au point de vue pratique, celle qui constitue foncièrement l'art de guérir et qu'on nomme la *thérapeutique*. Hahnemann, le premier, le seul dans cette longue série de siècles, part de l'observation des faits, et s'élève par induction à la loi qui les régit. Cette méthode est essentiellement philosophique, et conforme à ce qu'avait indiqué Bacon. C'est à elle que les sciences physiques sont redevables de leurs grands progrès. La marche adoptée, par tous les médecins sans exception, était diamétralement opposée; car, elle a toujours consisté à expliquer par voie d'hypothèse ce qu'on ignore, et à déduire d'idées plus ou moins conjecturales et présentées, néanmoins, comme principes, des conséquences nécessairement erronées ou incomplètes. Ce point essentiel, fondamental ressortira encore mieux dans le chapitre suivant; qu'il me suffise de faire remarquer ici combien la marche suivie par Hahnemann est rigoureuse et scientifique.

Ce n'est pas tout ; l'ancienne médecine n'a d'autre moyen d'arriver à la connaissance des médicaments que l'expérience clinique, c'est-à-dire leur emploi sur les malades, l'*ab usu in morbis*. Pour apprécier l'insuffisance de ce procédé, il n'y a qu'à voir ce qu'il nous a légué de certain et d'incontesté depuis qu'il est en usage, c'est-à-dire depuis que la médecine existe (1). Tout en l'utilisant dans la mesure de sa valeur, l'homœopathie emploie une autre méthode bien autrement féconde ; c'est *l'expérimentation pure* sur l'homme sain, d'où elle déduit, en vertu de la loi des semblables, ses applications dans les maladies (2).

(1) Lors même que l'expérience clinique serait un moyen excellent de découvrir les vertus des médicaments, la manière dont en a usé constamment l'ancienne école, ne permettrait pas d'en tirer grand fruit. Il y a, en effet, bien peu d'observations cliniques dans lesquelles un médicament soit employé seul ; les formules sont très-rarement simples. A un traitement interne plus ou moins complexe se joignent des moyens externes souvent fort actifs. Comment faire la part de chaque chose dans ces combinaisons où l'imagination a plus de champ que la raison ?

(2) Un exemple fera mieux comprendre la différence radicale de ces deux manières de procéder. Supposons un médicament entièrement inconnu, même au point de vue chimique, botanique et zoologique, rapporté par un voyageur d'un pays sauvage où il l'aurait vu employer avec le plus grand succès contre de graves maladies, que son défaut de connaissances médicales ne lui permettrait pas de caractériser. Si l'ancienne médecine veut utiliser ce médicament, elle sera obligée de l'essayer sur des malades ; mais dans quelle maladie? voilà la difficulté ; elle n'a aucun fil conducteur pour s'orienter. Car, comme je ne fais pas spécialement la critique de l'école allopathique, je ne dois pas parler des chimériques indications qu'elle retire de la couleur, de l'odeur ou de la saveur, etc. L'homœopathie n'a qu'à expérimenter convenablement cette substance sur l'homme sain, et les phénomènes morbides qu'elle produira seront les indications de son emploi dans les maladies.

Ainsi, l'*a priori* (expérimentation pure), se trouve confirmé par l'*a posteriori* (expérience clinique). Ce dernier terme suppose la connaissance du premier; la méthode est complète, car elle a un point de départ fixe et une vérification certaine.

Ainsi, du même coup, l'art de guérir est arraché du sable mouvant des hypothèses, et posé sur la base fixe de l'expérience élevée à la hauteur de l'expérimentation. Celle-ci est susceptible d'un développement indéfini, et permet d'espérer qu'on trouvera peu à peu les moyens de guérir les maladies les plus graves, dans des conditions déterminées (1). Les richesses, en matière médicale, que nous ont léguées Hahnemann et ses premiers disciples sont déjà immenses, et ont moins besoin d'être accrues que d'être étudiées, classées et systématisées. Ce travail de systématisation ne peut être entrepris avec succès, que lorsque l'expérimentation pure d'un certain nombre de médicaments sera complète, c'est-à-dire lorsqu'elle aura été faite sur une assez vaste échelle pour que tous les symptômes importants de ces médicaments aient pu se manifester.

Après avoir donné la loi de similitude et la mé-

(1) Les résultats fournis par cette méthode sont déjà immenses, puisqu'il a suffi de l'expérimentation d'une centaine de substances par Hahnemann, pour donner la prééminence à l'homœopathie naissante sur son ancienne rivale, et pour trouver des moyens propres à guérir le croup, la coqueluche, le choléra, la fièvre typhoïde, etc., avec une supériorité incontestable.

thode la plus sûre pour déterminer les propriétés des médicaments, et fonder une véritable matière médicale, le problème thérapeutique peut être considéré comme épuisé ; l'art est créé, mais la science médicale n'est pas constituée. Pour l'établir, il faut de toute nécessité remonter à un principe général qui domine tous les phénomènes en médecine, qu'ils soient physiologiques, pathologiques ou thérapeutiques. Ce principe, c'est la force vitale, dont j'ai parlé dans le précédent chapitre, et d'où découle, non-seulement l'idée de la vie, mais encore celle de la maladie. Le *vitalisme* ou *dynamisme vital* n'est pas, il est vrai, une conception nouvelle en médecine. D'Hippocrate à Barthez, il a régné sous des noms différents ; mais il n'a jamais été aussi bien conçu, aussi clairement défini, ni surtout aussi bien appliqué que par Hahnemann. Lui seul a su déduire de cette idée abstraite et fondamentale toutes les conséquences qu'elle renferme, c'est-à-dire une physiologie, une pathologie et une thérapeutique dynamiques.

En considérant, en effet, la force vitale comme l'essence de l'être, et l'organisme comme le support, l'instrument, le physiologiste ne voit dans les actes, mouvements et fonctions du corps vivant, que le résultat de l'action d'une force se manifestant par un appareil matériel ; et, quand il observe des phénomènes physiques ou chimiques, il ne s'arrête pas aux apparences seulement, car il sait que ces phénomènes sont secondaires et subordonnés à une cause ou à un principe supérieur (1). Il en est de même en pathologie, car les phénomènes pathologiques, appelés *symptômes*, ne diffèrent pas essentiellement des phénomènes physiologiques; ils ne sont que ces derniers déviés, perturbés d'une manière quelconque; et, par conséquent, leur cause première doit être rapportée à une déviation, à une perturbation de la force vitale (2). Enfin, en thérapeutique, le médecin vitaliste, conséquent avec les idées qu'il a conçues de la vie et de la maladie, fait en général peu de cas des traitements locaux, et par les voies que l'expérience a appris être les plus efficaces, il agit sur la force vitale, qui seule a besoin d'être modifiée, à l'aide de médicaments dynamisés, c'est-à-dire constitués dans le plus grand rapport possible d'analogie ou de similitude avec cette force elle-même.

(1) Je ne puis qu'indiquer et non développer, ici, des questions de cette importance. Je me bornerai à dire, à l'appui de cette thèse, que M. Cl. Bernard a démontré par des expériences, faites sur des lapins, que des substances chimiques susceptibles de se combiner entre elles, ne se combinaient pas dans les voies circulatoires. (Voir *Archives de Médecine*, 4e série, t. XVI, p. 78.)

(2) Qu'il me soit permis de dire, en passant, combien la pathologie est encore arriérée puisqu'elle en est à considérer généralement, comme maladie, l'altération anatomique des organes, qui n'est autre chose que le symptôme matériel de la maladie.

Un point d'une très-haute importance en homœopathie, sans lequel l'application de cette doctrine est remplie d'écueils et de mécomptes, c'est la nécessité d'individualiser le médicament pour chaque cas morbide, c'est-à-dire de le choisir, non pas d'après l'appellation nominale de la maladie ou seulement d'après un certain nombre de symptômes saillants, mais autant que possible d'après la totalité des symptômes (1). L'ancienne médecine, malgré l'emploi de ses doses fortes et massives, ne peut méconnaître impunément ce principe pratique que nous devons à la sagacité de Hahnemann. C'est dans son oubli ou dans son ignorance que gît le secret des innombrables contradictions qui abondent chez les observateurs de tous les temps. Tel moyen est vanté par un médecin dans un cas donné, et rejeté par un autre. Voilà en deux mots l'histoire de tous les médicaments. Il serait peu raisonnable d'accuser de ce désaccord, l'ignorance ou la mauvaise foi. La divergence d'opinion provient d'une cause tout autre dont l'allopathie n'a pas en général tenu un compte suffisant, c'est que les ma-

(1) Il semble, au premier abord, d'après l'énoncé d'un pareil précepte, que l'homœopathie se réduise à un mécanisme simple et facile, consistant à comparer les tableaux des maladies à ceux des symptômes produits par les médicaments. Loin de là; de même qu'en pathologie les symptômes n'ont pas tous la même valeur et doivent être subordonnés les uns aux autres, de même ceux des médicaments doivent être appréciés selon leur importance,

ladies qui reçoivent en pathologie le même nom, présentent entre elles de nombreuses variétés, et exigent des moyens de traitement différents (1).

Ainsi, pour ne citer qu'un exemple, prenons la simple douleur rhumatismale, et voyons quelques-unes de ses variétés : elle siégera sur un point ou sur un autre, dans une articulation ou dans la continuité d'un membre ; elle sera fixe ou mobile ; elle sera exaspérée ou soulagée par le mouvement ou par le repos, par le chaud ou par le froid, le jour ou la nuit, après le repas ou à jeun, etc., etc. Personne, il faut en convenir, ne serait en état d'expliquer le pourquoi et le comment de ces variétés ; mais ce que l'expérience apprend d'une manière bien positive, c'est que le médicament qui convient dans telle nuance, ne convient pas dans telle autre, et que rien n'est plus

(1) Que penser de la prétendue méthode numérique quand on se fait une idée juste des maladies? Je saisirai, ici, l'occasion de dire que les sciences doivent être étudiées sous deux aspects : 1° en elles-mêmes, c'est-à-dire, abstraction faite de leur application et de leur connexion avec les autres sciences ; 2° dans leurs applications et dans leurs rapports avec les autres sciences. La pathologie, considérée au premier point de vue, a donc raison de faire, comme en histoire naturelle et en botanique, des classifications comprenant classes, genres, familles, espèces et variétés ; mais on ne doit pas perdre de vue que les classifications sont purement artificielles, et que dans la pratique on doit aller au delà. C'est par l'inobservance de ce précepte que l'homœopathie a été et sera mal jugée par les médecins qui l'ont essayée, ou l'essaieront avec le fâcheux esprit de généralisation qui est propre à l'ancienne école.

fâcheux que de généraliser en thérapeutique (1).

Voilà, d'une manière bien abrégée, l'idée générale qu'il faut se faire de l'homœopathie. J'ai laissé de côté l'importante question de la nature des maladies chroniques, sur laquelle le génie de Hahnemann a jeté une lumière éclatante. Mais ce point de vue théorique, tout important qu'il est dans la pratique, n'est pas une partie essentielle, indispensable de l'homœopathie ; car, il faut bien le remarquer, la doctrine de Hahnemann repose tout entière sur les faits les mieux observés, et tout ce qui est à proprement parler conception, théorie, idée systématique, peut à la rigueur être retranché sans infirmer ni la valeur de la loi de similitude, ni celle de l'expérimentation pure, c'est-à-dire ni le principe thérapeutique, ou le rapport nécessaire qui existe entre le médicament et la maladie, ni la méthode, ou le moyen de reconnaître, *à priori*, les propriétés des médicaments. Voilà les deux véritables bases pratiques de l'art de guérir.

(1) Si je faisais une critique de l'ancienne école, ce serait le cas de parler des succédanés, fruit amer d'une généralisation transportée de la pathologie dans la matière médicale. Les prétendus succédanés ne sont que des médicaments plus ou moins analogues ; mais ayant assez de différences entre eux pour ne pas pouvoir être substitués indifféremment les uns aux autres. Les nuances qui les distinguent sont corrélatives à celles des cas morbides individuels. L'homœopathie ne peut se faire avec succès sans tenir compte de toutes les données pathologiques, et de toutes les notions que l'expérimentation pure fait ressortir dans les médicaments.

CHAPITRE III

LOI THÉRAPEUTIQUE. — SIMILIA SIMILIBUS CURANTUR

> La science et la puissance humaine se correspondent dans tous les points, et vont au même but. C'est l'ignorance où nous sommes de la cause, qui nous prive de l'effet; car on ne peut vaincre la nature qu'en lui obéissant; et ce qui était principe, effet ou cause dans la théorie, devient règle, but ou moyen, dans la pratique.
>
> Bacon. — Nov. organum, aphor. III.

L'homme ne crée rien, à proprement parler; mais, par les combinaisons infinies et merveilleuses auxquelles il soumet le monde matériel et celui des idées, il élève ses inventions à la hauteur d'une sorte de création. Dans ce mouvement d'évolution qui est sa loi, et qui porte plus particulièrement tantôt sur quelques branches des connaissances humaines et tantôt sur d'autres, le progrès s'accomplit graduellement, et ce qu'on appelle la tradition, représente le travail successif et accumulé des temps qui nous précédèrent; car toute génération est tenue d'ajouter au dépôt des vérités qu'elle a reçues, le résultat de ses propres efforts.

Cette chaîne non interrompue, qui commence à l'origine du monde d'une façon obscure et insaisissable pour devenir peu à peu sensible, puis de plus en plus apparente, ne saurait donc avoir aux époques primitives, la même valeur qu'à celles qui leur sont postérieures. Chaque génération représentée par un ou plusieurs hommes supérieurs en constitue pour ainsi dire un anneau. Parmi ces hommes il en est quelques-uns, investis du divin privilége du génie, qui, devançant les temps et plongeant dans l'avenir un regard plus ou moins pénétrant, pressentent plutôt qu'ils ne voient clairement des vérités réservées à un autre âge. Comme Moïse, ils ont vu de loin la Terre promise sans pouvoir l'atteindre; car les vérités s'engendrent de même que les êtres charnels, de telle sorte que l'apparition des unes est subordonnée à celle des autres. Elles ont comme le jour une sorte de lueur crépusculaire, et longtemps avant qu'elles ne puissent prendre corps et être formulées d'une manière précise, un vague pressentiment les annonce (1). Telle a été la grande loi thérapeutique dont je vais m'occuper.

Le vaste génie d'Hippocrate l'avait entrevue. Il n'a pas seulement dit : *le vomissement guérit le vomissement*, ce qui n'exprime qu'un fait isolé,

(1) Ainsi Képler avait entrevu la gravitation dont Newton a la gloire d'avoir formulé les lois. (Humboldt. *Cosmos*, t. III, p. 18.)

mais il a énoncé une pensée plus générale : La plupart des maladies guérissent par les agents susceptibles de les produire (1). » Parmi les médecins qui eurent un pressentiment de la loi des semblables, Hahnemann cite plus particulièrement Boulduc, Detharding, Bertholon, Thoury, Stœrck et Sthal (2). Ce dernier s'est exprimé en termes très-précis à cet égard : « La « règle admise en médecine, dit-il, de traiter les « maladies par des remèdes contraires ou opposés « aux effets qu'elles produisent (*contraria con-* « *trariïs*) est complètement fausse et absurde. Je « suis persuadé au contraire que les maladies « cèdent aux agents qui déterminent une affection « semblable, (*similia similibus* (2). »

Une chose fort remarquable, c'est de retrouver cette idée chez les poëtes et les philosophes. Je citerai entre autres le Dante (Enfer), et Campanella, (Cité du soleil). Mes souvenirs sont trop confus pour en nommer d'autres, mais il me semble que ces auteurs ne sont pas les seuls où j'ai rencontré cette pensée. Mon intention étant de réduire ce travail aux proportions les plus exiguës, je m'abstiens pour cette question comme pour les autres, de dévelop-

(1) *De morbo sacro. — Morbi plerique his ipsis curantur, à quibus etiam nascuntur.*

(2) Hahnemann. — Organon, 3e édition, p. 55 à 102.

(3) Dans J. Hummel, *Comment. de Arthridite*, in-8, p. 40-42.

pements historiques auxquels il est toujours facile de faire une large part.

La médecine comme la douleur est aussi ancienne que l'espèce humaine. Que de tâtonnements, que d'observations, que d'essais de toute sorte n'a-t-il pas fallu pour arriver à quelque connaissance approximative, soit des maladies, soit des substances médicamenteuses qui peuvent les guérir! Pendant une longue période, on fut sans doute plus redevable au hasard qu'à des tentatives faites avec un certain esprit d'investigation.

Enfin, la médecine prend rang dans la science avec Hippocrate; mais sous l'influence de ce beau génie qui résume avec tant d'éclat tous ses prédécesseurs et qui eut l'incomparable gloire de créer la méthode d'observation, c'est surtout la partie pathologique qui se développe. La thérapeutique reste dans l'enfance, elle est comme par le passé à l'état d'empirisme, c'est-à-dire que les médecins en sont réduits à essayer, sans méthode, les médicaments sur les malades, et il semble que ce soit à eux que la fable ait voulu faire allusion en nous peignant, soit le rocher de Sisyphe, soit le tonneau des Danaïdes. Médications prônées pendant un certain temps et appliquées alors sans discernement à des maladies fort diverses, puis discréditées, et parfois complètement oubliées, affirmations d'un côté, dénégations de l'autre; systèmes hypothétiques se succédant sans interruption, tel est le cercle vicieux dans lequel s'agite l'art de guérir jusqu'à nos jours. Et, si le hasard n'avait pas livré la connaissance de quelques médicaments héroïques, tels que l'opium, le quinquina, etc., combien notre siècle incrédule et railleur n'eût-il pas plus dédaigné la médecine que l'ancienne Rome, où un empereur en avait interdit l'exercice.

On parle chaque jour de découvertes en médecine comme en physique et en chimie ; il faut cependant faire une distinction. La médecine est une science très-complexe qui embrasse l'anatomie, la physiologie, la pathologie et la thérapeutique. Les trois premières branches ont fait depuis un demi-siècle des progrès d'une importance incontestable, et le diagnostic des maladies, *point pratique* dans lequel elles se résolvent, a certainement gagné en précision, quoiqu'il reste encore beaucoup à faire. Mais de la connaissance des maladies ne découle nullement, qu'on veuille bien le remarquer, celle des moyens propres à les guérir ; et cela est si vrai, quoique contraire aux idées reçues, que les maladies les plus connues, c'est-à-dire celles dont les causes, les symptômes, la marche, la durée, la terminaison, le pronostic sont le mieux tracés, telles que la phtisie pulmonaire, le cancer en général, le choléra, la fièvre thyphoïde, etc., sont ou incurables ou d'une guérison incertaine et difficile.

Quand même la pathologie serait plus avancée qu'elle ne l'est, quand bien même elle permettrait d'établir le diagnostic des maladies dès leur invasion; lorsque, pénétrant pour ainsi dire leur nature intime, elle nous mettrait en mesure de suivre la genèse et l'évolution de la maladie depuis ses premiers éléments, eh bien, quoique alors le problème thérapeutique se trouvât simplifié, (par la raison qu'il y aurait plus de facilité à combattre le mal à son origine qu'à une période quelconque plus ou moins avancée,) eh bien, dis-je, même dans ce cas, à jamais irréalisable très-probablement, il faudrait encore pour enrayer le mal, pour le tarir dans sa source, lui opposer des médicaments convenables, ou, autrement dit, appropriés, ce qui nous conduit nécessairement à l'étude des propriétés des médicaments, deuxième terme du problème non *seulement différent, mais tout à fait indépendant de la notion de maladie.* Ce que je dis de la pathologie, je pourrais le dire avec autant et bien plus de raison de la physiologie, de l'anatomie, de la chimie et de la physique, et cela me paraît tellement évident que je ne crois pas utile d'y insister davantage.

La thérapeutique n'ayant jamais été constituée en elle-même, n'ayant jamais eu de principe fixe sur lequel on ait pu l'établir, devait nécessairement subir l'influence des divers systèmes qui se sont succédés en médecine, et même en dehors de la médecine. C'est ce que l'illustre Bichat a parfaitement exprimé, lorsqu'il disait de la matière médicale : « Elle n'a pas eu de systèmes gé-« néraux ; mais cette science a été tour à tour « influencée par ceux qui ont dominé en méde-« cine : chacun a reflué sur elle, si je puis m'ex-« primer ainsi. De là, le vague, l'incertitude « qu'elle nous présente aujourd'hui. Incohérent « assemblage d'opinions elles-mêmes incohé-« rentes, elle est peut être de toutes les sciences « physiologiques, celle où se peignent le mieux « les travers de l'esprit humain. Que dis-je? ce « n'est point une science pour un esprit métho-« dique, c'est un assemblage informe d'idées « inexactes, d'observations souvent puériles, de « moyens illusoires, de formules aussi bizarrement « conçues que fastidieusement assemblées (1). »

Que la thérapeutique ait à retirer quelques secours de la mécanique, de la physique et de la chimie, ce n'est pas là ce qu'on veut contester. Qu'elle ait à emprunter plus de données et de lumières à l'anatomie, à la physiologie, et surtout à la pathologie, cela est encore plus certain ; mais de là à une étroite subordination, à une dépendance logique, à un corollaire nécessaire, en un mot, il y a un abîme, et l'école allopathique a beau concentrer tous ses efforts sur la pathologie et les

(1) Bichat, *Anatomie générale. Considérations générales.*

autres sciences médicales accessoires ; elle n'en fera jamais sortir une véritable thérapeutique. Cela est si vrai qu'il est fort douteux, non-seulement que la médecine moderne surpasse, mais même ce qui peut sembler étrange, qu'elle égale par ses résultats la médecine d'il y a quarante ou cinquante ans. C'est ce qui ressort d'une statistique que l'on trouvera à la fin de cet ouvrage. (Conclusion, p. 138.)

Ce résultat si regrettable n'a rien qui doive surprendre ; il pourrait même être prévu ; car à mesure que les sciences médicales ont fait quelques progrès, la thérapeutique n'ayant point marché parallèlement, un dégoût général s'est emparé des esprits à son égard ; et comme de notre temps on se flatte beaucoup de raisonner, les médications empiriques ont été de plus en plus délaissées et remplacées par des moyens dits rationnels, c'est-à-dire fondés sur le raisonnement, et découlant tantôt des idées pathologiques, tantôt des idées physiologiques, anatomiques, chimiques, etc. Broussais a contribué plus que personne à pousser dans cette voie la génération médicale actuelle ; car sa médecine, décorée du nom de physiologique, était tellement rationnelle qu'elle supprimait tous les cadres thérapeutiques pour ne laisser guère subsister que les antiphlogistiques, correspondant à l'entité quasi-universelle *inflammation*.

Une réaction s'est faite, il est vrai, contre cette

doctrine qui, à force de simplifier aboutissait presque à la négation, mais cette réaction ne se faisant au nom d'aucun principe, on est retombé ici dans l'empirisme, là dans un autre rationalisme aussi mobile, aussi variable qu'il a d'apôtres, ou même de disciples, ailleurs dans l'éclectisme, sorte de rationalisme commode, aussi prétentieux qu'impuissant, et le plus grand nombre dans un scepticisme effrayant.

Cette anarchie qui règne à un si haut degré dans la thérapeutique, et qui fait de la médecine la plus stérile de toutes les sciences et un art purement conjectural, tient essentiellement à l'absence d'une loi thérapeutique, c'est-à-dire au défaut de connaissance du rapport qui existe nécessairement entre le médicament et la maladie qu'il peut guérir. Il est impossible de ne pas admettre, *à priori*, que cette loi doive exister, car s'il en était autrement, il faudrait renoncer à tout jamais à constituer la thérapeutique comme science.

Au milieu de ce naufrage de tant de médications tour à tour vantées puis oubliées, il en est quelques-unes qui, rebelles à l'esprit de système, ont survécu à des doctrines qui généralement les respectèrent par nécessité, mais qui parfois, aussi, les proscrivirent pour se montrer fidèles à leurs principes. De ce nombre sont l'opium, le quinquina, le mercure, etc. Ces agents dont l'action est encore inexplicable pour l'ancienne école, et auxquels on a donné le nom de *spécifiques*, sont à proprement parler des moyens empiriques. Ils sont dignes entre tous, par leur importance et par l'estime dont ils jouissent depuis longtemps, d'attirer notre attention. Seuls, ils suffiraient à justifier la thérapeutique. Combien ne serait-il pas à désirer, comme le disait l'illustre Sydenham, qu'on pût en découvrir d'autres ! Sans eux, l'art de guérir se trouve réduit à des conditions toutes problématiques. C'est qu'en effet, en dehors de ces agents qui guérissent parce qu'ils guérissent, en dehors de l'opium qui fait dormir, parce qu'il a une vertu dormitive, du quinquina qui guérit la fièvre intermittente, parce qu'il a une vertu fébrifuge, etc., en un mot, en dehors de l'empirisme thérapeutique, il n'y a que le rationalisme, c'est-à-dire un ensemble de moyens incertains, variables, hypothétiques comme les sources d'où on les dérive.

Un coup d'œil rapide sur les derniers systèmes qui ont régné en médecine, fera mieux ressortir ma pensée. L'Écossais Brown ne voyait dans les organes que *sthénie* et *asthénie*, l'italien Rasori que *stimulus* et *contro-stimulus*, enfin Broussais qu'*irritation* et *ab-irritation*. Au fond, ce sont exactement les mêmes idées exprimées par des mots différents. La thérapeutique, par suite de ces idées, se réduisait à deux ordres d'agents opposés aux deux classes de maladies, savoir : Les sthéniques et les asthéniques, les stimulants et les contrestimulants, les excitants et les antiphlogistiques. Mais comme le point de départ de chacune de ces doctrines était purement hypothétique, les conséquences, dans l'application des moyens, ont varié suivant la conception première que s'est faite chaque chef d'école. Ainsi, Brown traitait ordinairement par les sthéniques ou les excitants, ce que Broussais attaquait par les antiphlogistiques ou les débilitants. Suivant Brown, le nombre des maladies asthéniques est à celui des maladies sthéniques environ dans la proportion de quatre-vingt-dix-sept à trois. Suivant Broussais, c'est la proportion inverse qui est la véritable. Quant à l'école italienne, quoique elle tienne une plus juste mesure entre les deux principes opposés, stimulus et contro-stimulus, elle se rapproche davantage de celle de Broussais; son origine a du reste les mêmes vices que ses deux émules; et les services qu'elle a rendus consistent dans le talent dont elle a fait preuve en étudiant la matière médicale (1).

On le voit, les différences radicales qui existent entre les trois écoles dont je viens de dire quelques mots, proviennent uniquement des différences qui règnent dans la conception *hypothétique* de la vie, ou si l'on aime mieux de la maladie. Pareille observation peut s'appliquer sans exception à tous les

(1) Voir le *Traité de matière médicale et de thérapeutique*, par Giacomini.

systèmes qui ont surgi en médecine, et Hippocrate s'est élevé contre cette manière de dogmatiser en des termes qui montrent combien cette haute intelligence en avait compris le danger. « Tous ceux, « dit-il, qui de vive voix ou par écrit, ont essayé « de traiter de la médecine, se créant à eux-« mêmes, comme *base* de leurs raisonnements, « *l'hypothèse*, ou du chaud, ou du froid, ou de « l'humide, ou du sec, ou de tout autre agent de « leur choix, simplifient les choses et attribuent « chez les hommes, les maladies ou la mort à un « seul ou à deux de ces agents, comme à une « cause première et toujours la même ; mais ils se « trompent évidemment dans plusieurs des points « qu'ils soutiennent ; d'autant plus blâmables qu'ils « se trompent sur un art qui existe, que le monde « emploie dans les choses les plus importantes, et « honore particulièrement dans la personne des « artistes et des praticiens excellents (1). »

Tout l'artifice, ou pour mieux dire, toute l'erreur des systèmes consiste : 1° à partir de propositions non-démontrées, mais imaginaires, spécieuses, hypothétiques et à les considérer comme des principes certains ; 2° à déduire par voie de raisonnement les conséquences que renferment ces principes, à en faire découler la thérapeutique

(1) Traité de l'ancienne médecine. (*Œuvres complètes d'Hippocrate*, traduct. de M. Littré t. I, p. 508.)

et à décorer du nom de *rationnels*, les moyens employés de ce point de vue. Une pareille base donnée à l'art de guérir est fausse, inféconde et dangereuse, parce qu'elle est essentiellement mobile, variable et erronée. Il n'y a pas, que je sache, d'*astronomie rationnelle*, de *physique ou de chimie rationnelle*. Ce mot pompeux de médecine rationnelle ne sert qu'à déguiser un ensemble d'expédients, qu'on se garde bien d'employer quand on a sous la main des moyens empiriques éprouvés. Il faudrait être, en effet, bien insensé pour oser traiter des fièvres intermittentes par des saignées, des dérivatifs ou des révulsifs, ainsi qu'on le faisait jadis avant la découverte du quinquina.

Ainsi, ce qui fait l'orgueil de nos médecins modernes, le rationalisme, l'emploi des moyens rationnels en médecine, n'est qu'une preuve d'indigence, un aveu d'impuissance. Outre que ces moyens rationnels sont incertains, dérivés des connaissances physiologiques, pathologiques et anatomiques (1), et par conséquent subordonnés à ces connaissances, ils ont encore l'inconvénient, par cela seul qu'ils sont déduits par voie de syllo-

(1) Je sens que cette question importante aurait besoin de plus amples développements; mais dans le cadre étroit que je me suis tracé, je n'ai pas en vue de faire spécialement la critique de l'ancienne médecine, mais uniquement de dire ce qui me paraît indispensable pour faire comprendre l'homœopathie, et montrer les principales différences qui la séparent de sa rivale.

gisme, d'être contingents suivant le bon ou le mauvais usage qu'on fait du raisonnement, c'est-à-dire, qu'ils reposent sur des bases essentiellement fragiles, ce qui explique comment l'accord est si rare et si difficile entre les prescriptions des médecins, surtout lorsqu'il s'agit précisément de l'emploi des moyens rationnels.

En résumé, les divers procédés dont on se sert pour combattre les maladies peuvent se ramener à deux ordres : 1° les uns comprennent l'ensemble des moyens qui guérissent sans perturbation violente, nécessaire et qu'on appelle *empiriques*, parce qu'on ne peut expliquer leur mode d'action ni les rattacher aux notions que l'on possède sur les maladies; nous les nommerons *directs*, parce qu'ils vont droit à leur but, ou *spécifiques*, parce qu'ils guérissent en vertu de propriétés intrinsèques, particulières et propres à chacun d'eux; 2° les autres plus ou moins violens, perturbateurs qu'on appelle *rationnels*, parce qu'ils semblent déduits par voie de raisonnement des connaissances anatomiques, physiologiques et pathologiques, voire même tantôt chimiques et physiques; de ce nombre sont les vomitifs, les purgatifs, les sudorifiques, les toniques, les révulsifs, les émissions sanguines, etc. Nous les nommerons *indirects*, parce qu'ils ne combattent pas le mal dans sa source, mais plus ou moins loin de sa source, d'une manière oblique et détournée, en modifiant certaines surfaces, certains appareils ou certains systèmes, ou bien encore *hypothétiques*, parce que leur emploi est subordonné à des idées préconçues, à des suppositions, à des jugements qui ne sont nullement hors de conteste, mais qui changeant d'un jour à l'autre selon le point où en est la science, ou d'un individu à un autre, suivant la manière de voir de chacun, obligent à modifier sans cesse l'application de ces moyens.

Il ne faut pas vivre longtemps pour avoir l'occasion d'observer combien peu d'années suffisent à changer profondément la pratique médicale. Comment se fait-il que ce qui était jugé bon et utile, il y a à peine quelques années, soit réputé mauvais et nuisible aujourd'hui? Ce fait seul ne prouve-t-il pas à l'évidence que l'art de guérir manque de base fixe? Écoutons le jugement de Bichat sur cette question : « A quelles erreurs ne « s'est-on pas laissé entraîner dans l'emploi et dans « la dénomination des médicaments? On créa « des désobstruants quand la théorie de l'obstruc- « tion était en vogue. Les incisifs naquirent quand « celle de l'épaississement des humeurs lui fut asso- « ciée. Les expressions de délayants, d'atténuants, « et les idées qu'on leur attacha, furent mises en « avant à la même époque. Quand il fallut enve- « lopper les âcres, on créa les invisquants, les « incrassants, etc. Ceux qui ne virent que relâ- « chement ou tension des fibres dans les mala-

« dies, que *laxum* et *strictum*, comme ils le « disaient, employèrent les astringents et les re- « lâchants; les rafraîchissants et les échauffants « furent mis en usage surtout par ceux qui eurent « spécialement égard, dans les maladies, à l'excès « ou au défaut de calorique, etc.

« Des moyens identiques ont eu souvent des « noms différents, suivant la manière dont *on* « *croyait* qu'ils agissaient : désobstruant pour l'un, « relâchant pour l'autre, rafraîchissant pour un « autre, le même médicament à été, tour à tour « employé dans des vues toutes différentes et « même opposées. Tant il est vrai que l'esprit de « l'homme marche au hasard, quand le vague des « opinions le conduit (1). »

A ces paroles si remarquables, je me bornerai à ajouter le témoignage d'un médecin de l'école italienne. « Tandis que l'art du diagnostic a fait « d'immenses progrès en France, dit Giacomini, « celui de l'application des médicaments à été « tout à fait négligé. La doctrine spécieuse de la « révulsion joue un grand rôle dans les écoles « françaises. Autrefois tout était sympathie, *con-* « *sensus* dans les maladies; aujourd'hui tout est « antagonisme, révulsion (2). » Je pourrais faire bien d'autres citations analogues, mais il me

(1) Bichat, *Anatomie générale*; *Considérations générales*.

(2) Giacomini, *Traité de matière médicale et de thérapeutique*, Prolégomènes, p. 14.

semble que cela suffit pour prouver que la thérapeutique de l'ancienne école repose généralement sur des idées préconçues, sur des hypothèses, et que sur ce terrain elle est incapable de donner de bons résultats.

Une des principales causes qui tendent à entretenir, chez les médecins et même dans le public, le goût des médications dites rationnelles, c'est qu'on aime naturellement se rendre compte de ce que l'on fait. C'est le sang qui incommode, dit l'homme du monde, c'est le sang qui est trop riche en fibrine, dit le médecin, et pour l'un, et pour l'autre la saignée apparaît comme un moyen rationnel par excellence ; mais vienne un autre médecin placé à un point de vue différent, c'est-à-dire partant d'une autre hypothèse, et au lieu d'une saignée, il prescrira un régime végétal, ou bien des pédiluves, des purgatifs, des toniques, des hyposthénisants vasculaires, etc., et il appellera ces moyens rationnels avec tout autant de raison que le premier. Lorsque des médications qui sont reçues et accréditées comme rationnelles n'opèrent pas ce qu'on espérait, le médecin et le malade en prennent leur parti, car on a agi selon le bon sens, selon la science, et comme on dit, suivant les règles de l'art.

Dans les médications empiriques, on ne voit rien qui satisfasse la curiosité de notre esprit. Le malade n'est pas épuisé par les saignées, les purgatifs, les bains, les vésicatoires, etc.; il guérit plus promptement et plus sûrement que par les moyens indirects, mais c'est par une action insaisissable, mystérieuse, et qui déconcerte notre faible raison. Il y a plus, les médications directes, à l'inverse des précédentes, guérissent plutôt qu'elles ne soulagent en général; mais comme leur emploi exige beaucoup d'à-propos et qu'à l'exception d'un petit nombre de substances, (quinquina, soufre, mercure, digitale), on ne possède que des notions fort incomplètes sur leur usage, il s'ensuit qu'elles tendent à tomber de plus en plus en discrédit. Les autres au contraire produisant ordinairement une palliation momentanée, montrant ainsi jusqu'à un certain point la puissance de l'art, et paraissant tomber en quelque sorte sous le raisonnement; c'en est assez pour qu'elles tendent de plus en plus à prévaloir.

Ce qui a le plus nui à l'emploi des médicaments empiriques, outre ce que j'ai dit, c'est qu'il en est quelques-uns, ceux qui portent plus particulièrement le nom de *spécifiques* (1) (quinquina,

(1) Il n'y a point de spécifiques dans le sens absolu du mot, comme l'ont entendu quelques médecins, c'est-à-dire qu'il n'y a aucun médicament capable de guérir une maladie déterminée, chez tous les individus qui peuvent en être atteints. Le quinquina et le sulfate de quinine ne guérissent pas, à beaucoup près, tous les cas de fièvre intermittente paludéenne. Le mercure paraît avoir une action plus générale, mais elle n'est pas non plus sans exception. La vaccine ne préserve pas toujours de la petite vérole.

mercure, soufre), qui guérissent ordinairement les maladies spéciales auxquelles on les applique, par la raison que ces maladies sont typiques; ceux-là ont survécu à l'oubli. Mais les autres, dépourvus de ce caractère de généralité dans leur action thérapeutique, parce que les maladies auxquelles on les oppose diffèrent davantage, soit par leurs causes, soit par leurs symptômes, ne pouvaient, par ce motif, conserver la même faveur. Telle est la raison majeure pour laquelle on les a délaissés et remplacés par des moyens hypothétiques, si inférieurs qu'ils soient par leurs résultats. Cependant il y a en médecine des observations nombreuses et irrécusables qui attestent l'efficacité des remèdes empiriques, et quand même il n'y en aurait pas une seule, il est de toute évidence qu'un médicament quelconque doit avoir des propriétés curatives particulières, spéciales, spécifiques, *sui generis* en un mot, et par conséquent toute la question se réduit à connaître la méthode pour les découvrir. Cette méthode comme je l'ai dit, (p. 31-32) est l'expérimentation pure d'où découle la loi thérapeutique *similia similibus curantur,* appelée aussi *loi des semblables, loi de similitude,* de *spécificité,* ou *d'appropriation.*

Je ne puis rapporter ici les faits remarquables et nombreux que Hahnemann à empruntés aux meilleurs observateurs de tous les temps, pour justifier ce principe thérapeutique; on les trouvera dans *l'Organon* (1). Je me bornerai à faire quelques remarques sur les médicaments qui sont considérés comme spécifiques, pour prouver que leur *spécificité* repose sur la loi des semblables.

J'ai dit comment Hahnemann, ayant essayé sur lui-même le quinquina et en ayant éprouvé, entre autres effets, des phénomènes de fièvre intermittente, avait été conduit à la découverte de sa réforme thérapeutique. Ce fait, d'autant plus capital qu'il a servi de point de départ à l'homœopathie devait nécessairement être rejeté par nos adversaires. Selon l'inévitable coutume de nier ce qu'on ne sait pas, au lieu de prendre la peine d'examiner, d'expérimenter, on a regardé ce fait comme erroné, absurde, impossible. Plusieurs médecins de l'ancienne école, l'ont cependant constaté et consigné dans leurs travaux sur le quinquina.

Voici un témoignage plus récent qu'on ne saurait récuser : « Un mot sur un fait que « nous ne voulons pas passer sous silence, parce « qu'il se rattache à des idées qui ont besoin « d'être discutées dans l'intérêt de la science, « bien qu'elles aient trait à l'homœopathie, que

(1) Hahnemann. — Organon. — *Cures homœopathiques dues au hasard*, p. 52 à 102, 3e édit.

« nous n'avons nullement l'intention de défendre.
« M. Piorry nie formellement que le sulfate de
« quinine produise la fièvre intermittente sur un
« homme sain. Quelque singulier que paraisse
« cet effet, nous pouvons assurer en avoir vu plu-
« sieurs exemples et nous sommes heureux de
« pouvoir citer, à l'appui de notre assertion, l'au-
« torité de M. H. Gaudorp, un de nos médecins
« militaires les plus distingués; il résulte des
« expériences que ce médecin a faites sur lui-
« même, en 1828, que le sulfate de quinine pro-
« voque chez un individu en bonne santé de
« véritables accès de fièvre intermittente. »
(E. Aubert. *Revue médicale*, mars 1840, p. 461.)

Si le mercure est le meilleur médicament que l'on puisse opposer à la syphilis, personne, parmi les médecins, n'ignore qu'il est susceptible de produire sur l'homme sain une série d'accidents ou de symptômes qui ont une grande analogie avec ceux qu'il peut guérir. De même le soufre ne guérit les maladies de la peau que parce qu'il est capable d'en produire de semblables. Le phénomène connu sous le nom de *poussée*, dans les établissements d'eaux sulfureuses, et qu'on observe généralement chez les baigneurs, en est un exemple remarquable.

La vaccine, qui est sans contredit le fait le plus constant et le plus merveilleux de l'ancienne médecine, rentre complètement dans la loi de similitude (1).

Qui ne sait enfin que des maladies produites par une émotion morale ont été souvent guéries par la même cause, etc. Les observations qui déposent en faveur du principe homœopathique sont si nombreuses, si irrécusables, qu'il faut être aveugle pour les repousser. Je regarde donc ce principe comme parfaitement sanctionné par l'expérience; mais comme les notions empiriques ne suffisent pas et qu'il faut s'élever jusqu'à l'interprétation ou à la théorie des faits les mieux observés, il reste à montrer comment Hahnemann a justifié au point de vue du raisonnement la légitimité de son principe thérapeutique.

THÉORIE DE LA LOI DES SEMBLABLES, SELON HAHNÉMANN.

Je ne vois pas qu'il soit nécessaire de démontrer l'existence des maladies, personne ne les

(1) La vaccine n'est qu'une variété de la variole et la preuve ressort non-seulement de la ressemblance de la pustule vaccinale avec la pustule variolique, mais encore de ce fait qu'on produit la vaccine chez les vaches en les enveloppant dans des couvertures de laine dans lesquelles sont morts des varioleux. On vient de proposer pour remplacer le vaccin de vache, qui es très-rare, d'inoculer aux personnes qu'on veut préserver de la variole le pus provenant de variole discrète en mélangeant ce liquide avec du lait de vache, et ce procédé a réussi. (Voir la thèse du docteur Bossu sur l'*Inoculation lacto-variolique*.)

conteste, ni même celle de médicaments susceptibles de les guérir, fait que les spécifiques suffisent à mettre hors de doute. Je pars donc de ce point pour n'avoir pas à agiter de stériles questions.

Les médicaments sont fournis par les trois règnes de la nature avec une profusion qui dépasse certainement de beaucoup le nombre des causes morbides qui peuvent nous atteindre. On peut dire que tout ce qui n'est pas aliment est susceptible d'être employé comme médicament ; il n'y a même pas, entre ces deux ordres de substances, de distinction parfaitement tranchée ; car, beaucoup de corps alimentaires peuvent devenir des médicaments. Que l'on juge par là de l'importance que la médecine doit attacher à la connaissance d'une méthode qui nous fait découvrir, *a priori*, les propriétés des médicaments, et d'une loi qui nous met en mesure de les appliquer avec succès.

J'ai fait remarquer, et on ne saurait trop insister sur ce point, que la médecine employait des moyens directs quand elle savait le faire, et des moyens indirects faute de mieux. La supériorité des premiers est incontestable à tous égards, et il est évident que si on ne s'en sert pas plus généralement et même exclusivement, ce n'est pas qu'ils fassent défaut dans la nature, car leur nombre est pour ainsi dire infini, mais uniquement parce qu'on ne sait pas en faire usage. Voyons donc si le raisonnement peut résoudre ces difficultés et nous confirmer, à la fois, dans la méthode et la loi thérapeutiques que l'observation a révélées à Hahnemann.

On donne le nom de médicaments aux substances qui ont la propriété de modifier l'organisme. Il va sans dire que c'est par l'intermédiaire de la force vitale que s'exerce leur action. Il n'y a pas de médicament qui, agissant sur le malade, ne puisse déterminer des effets sur l'homme sain. Nous ne pouvons pas plus connaître le mode d'action intime des médicaments que celui des causes morbides. Mais, de même que les maladies se révèlent à notre observation par des manifestations diverses qu'on appelle *symptômes morbides*, de même les effets des médicaments sur l'organisme sain, s'expriment par des phénomènes morbides artificiels appelés *symptômes pathogénésiques ;* les uns et les autres arrivent à notre connaissance, soit directement par l'entremise de nos sens, soit par le témoignage du patient.

« Interrogeons-nous ensuite l'expérience, » dit Hahnemann, « pour savoir d'elle quels sont les éléments morbides artificiels sur le secours desquels on peut compter dans certains états morbides naturels ; lui demandons-nous si le moyen de ramener la santé de la manière la plus certaine et la plus durable, consiste à employer soit les médicaments qui sont aptes à produire, chez l'homme en santé, un état maladif *différent* de celui qu'on veut guérir, soit ceux qui déterminent chez l'homme bien portant un état *opposé* à celui qui a lieu dans les cas dont on se propose la guérison ; soit enfin, ceux qui provoquent chez les sujets en bonne santé un état *anologue* à la maladie naturelle qu'on a sous les yeux, car il n'y a que ces trois manières possibles de modifier l'organisme ; la réponse à une semblable question n'est point équivoque. »

« Déjà, par soi-même, il est manifeste que des médicaments qui agissent en sens *différent* (*allopathiquement*, de ἄλλος, différente, et πάθος, affection) qui ont de la tendance à produire, chez l'homme bien portant, des symptômes non identiques (1) à ceux qu'embrasse la maladie dont on se propose la guérison, ne sauraient, d'après la nature des choses, être convenables et salutaires, et qu'ils doivent agir d'une manière en quelque sorte oblique, autrement chaque maladie pourrait être guérie promptement, sûrement et avec durée, par le premier médicament venu. Mais comme chaque médicament possède un mode d'action différent de celui des autres, comme chaque maladie détermine, d'après les lois

(1) Il est très-probable que la traduction n'est pas exacte et que Hahnemann n'a pu dire : non identiques, mais non analogues, ou non contraires ; c'est du moins le sens qu'il y faut voir. Hahnemann se sert ici de la méthode géométrique, c'est-à-dire de la réduction à l'absurde.

éternelles de la nature, un désaccord de l'organisme humain, différent de celui qui est occasionné par les autres, cette proposition implique contradiction, ce qui suffit pour démontrer l'impossibilité d'un bon résultat en pareil cas, tout changement quelconque ne pouvant être opéré que par une cause appropriée et non *per quamlibet causam*. Aussi l'expérience confirme-t-elle, tous les jours, qu'avec ses mélanges disparates de médicaments inconnus, la pratique vulgaire produit sans doute toutes sortes d'effets, mais que la guérison est celui qui se rencontre le moins (1). »

« La seconde manière de traiter les maladies par des médicaments, consiste à employer des substances qui agissent d'une manière *contraire* (*enanthiopathiquement* ou *antipathiquement* de ἐναντιος, opposée et πάθος, affection) à l'état morbide existant. Il n'est pas difficile non plus de concevoir qu'une pareille méthode ne saurait jamais procurer de guérison durable, parce que le mal ne doit pas tarder à reparaître, et à un degré plus fort qu'auparavant. Voici ce qui arrive en pareil cas. D'après une disposition admirable de la création, les êtres organisés vivants n'obéissent point aux lois de la nature inorganique; ils

(1) Voir l'*Introduction* à l'Organon (3e édition, p. 55), dans laquelle Hahnemann fait une critique bien remarquable des procédés allopathiques, tels que : saignées, vésicatoires, purgatifs, cautères, etc.

ne reçoivent point, comme celle-ci, l'impression des choses extérieures d'une manière purement passive, ne cèdent pas comme elle, aux influences du dehors, mais tendent à établir le contraire de cette action qu'ils ressentent. A la vérité, le corps humain vivant éprouve, dans les premiers moments, quelque changement par suite de l'action qu'exercent sur lui les puissances physiques; mais ce changement n'est pas durable, comme dans les êtres inorganiques, et ainsi qu'il devrait l'être pour que la puissance médicamenteuse, agissant en sens inverse de la maladie, pût produire un effet stable, une guérison durable. Bien loin de là, l'organisme humain vivant tend à déterminer, par antagonisme, le contraire précisément de l'impression qu'il a reçue du dehors. Ainsi, la main qu'on a tenue pendant quelque temps plongée dans de l'eau à la glace, ne reste plus froide après en avoir été retirée, ou ne se borne pas à reprendre la température de l'air ambiant, comme il arriverait à une boule de pierre; elle ne conserve pas non plus la chaleur du reste du corps; mais plus l'eau du bain est froide, plus cette eau a longtemps agi sur la peau saine de la main, plus aussi cette dernière s'enflamme et devient chaude après avoir été retirée (1). »

(1) Hahnemann ne cite ici que ce fait à l'appui de sa théorie; mais dans l'*Organon* (3e édition, p. 141 à 152), il en rapporte un grand nombre.

« Il ne peut donc pas manquer d'arriver qu'un médicament, agissant en sens opposé des symptômes de la maladie, ne modifie en bien que pour un temps très-court, le symptôme morbide existant, et ne tarde pas à être obligé de céder à l'antagonisme qui prédomine dans le corps vivant et qui provoque le contraire, c'est-à-dire un état opposé à l'amélioration fallacieuse produite par le palliatif, et semblable au mal primitif. Or, cet état est une véritable addition faite à la maladie première, qui n'a point été guérie ; c'est, par conséquent, cette maladie première à un degré plus fort. Le mal continue certainement ainsi à toujours s'aggraver, après que le palliatif ou le mé-médicament, agissant d'une manière opposée et énanthiopathique, a épuisé son action. »

« C'est dans les maladies chroniques, pierre de touche de la vraie médecine, que le caractère nuisible des moyens palliatifs ou agissant énanthiopathiquement, se prononce surtout à un haut degré ; car, en les répétant, il faut, si l'on veut qu'ils produisent leur effet décevant, une apparence fugace d'amélioration, les donner à des doses toujours de plus en plus fortes, qui compromettent fréquemment la vie et qui, assez souvent, causent la mort du malade. »

« Il ne reste donc plus qu'une troisième manière d'employer les médicaments pour guérir les maladies ; c'est d'en donner, chaque fois, un qui ait de la tendance à provoquer dans l'organisme une affection morbide artificielle analogue, et le plus analogue qu'il est possible, au cas maladif présent (1). »

« Il est facile de prouver par le raisonnement que cette manière d'employer les médicaments est la plus parfaite méthode, la seule qui soit bonne, ainsi que le constatent déjà d'innombrables observations, et que le démontrent l'expérience des médecins partisans de ma doctrine, et celle des faits qui se passent chaque jour sous nos yeux. »

Hahnemann établit ici : 1° que l'organisme est plus sensible à l'action des médicaments qu'à celle des causes morbides, car dans les maladies épidémiques, même les plus graves, il n'y a qu'une faible minorité qui soit atteinte par l'affection régnante, tandis que chacun de nous peut ressentir l'influence des médicaments, d'autant mieux qu'il est en notre pouvoir d'élever la dose à la hauteur de la susceptibilité individuelle ; 2° qu'une affection dynamique plus forte éteint une autre affection dynamique moins forte dans l'organisme vivant, lorsque la première ressemble à la seconde. Cette loi, il la prouve par des exemples remarquables empruntés à de bons observateurs et consignés dans l'*Organon* (p. 131 à 139).

(1) De là, le nom d'homœopathie (de ομοιός, semblable, et πάθος, affection) qui exprime la loi de similitude.

« Maintenant, comme les affections dynamiques de l'organisme dues soit à la maladie, soit aux médicaments, ne sont reconnaissables que par des manifestations de changements survenus dans la manière d'agir et de sentir, et que, par conséquent, aussi, la ressemblance de ces affections dynamiques ne peut s'exprimer que par celle des symptômes, mais que l'organisme, étant bien plus susceptible d'être attaqué par le médicament que par la maladie, cède davantage à l'affection médicamenteuse, c'est-à-dire, se laisse plus modifier par elle que par l'affection maladive analogue, de là suit incontestablement qu'il doit être débarrassé de l'affection maladive, lorsqu'on fait agir sur lui un médicament qui, différent de la maladie par sa nature (1) se rapproche le plus possible d'elle par l'analogie de ses symptômes, c'est-à-dire est homœopathique; car l'organisme, en sa qualité d'unité vivante, ne peut admettre à la fois deux affections dynamiques semblables, sans que la plus faible soit obligée de céder à la plus forte. »

« Qu'on ne s'imagine pas que, quand, pour guérir l'organisme vivant de sa maladie, on lui communique une affection nouvelle et semblable, par une dose de médicament homœpathique, il

(1) S'il y avait identité entre la cause morbide et le médicament, on ne ferait qu'aggraver la maladie; c'est cette confusion entre l'analogie et l'identité qui a donné lieu à tant de plaisanteries de mauvais goût.

se trouve par là plus chargé qu'auparavant, c'est-à-dire qu'une addition ait été faite à sa maladie, de même qu'une lame de plomb, comprimée par un poids en fer, s'amincit encore davantage lorsqu'à celui-ci on ajoute une pierre, ou comme une pièce de cuivre échauffée par le frottement devient plus chaude encore si on la plonge dans de l'eau bouillante. Il n'en est point ainsi. Notre organisme vivant ne se comporte pas d'après les lois physiques de la nature morte; il réagit avec un antagonisme vital pour, en qualité de tout vivant et clos de toutes parts, se débarrasser de sa modification maladive et la laisser s'éteindre en lui, quand il vient à être saisi d'une autre affection semblable plus forte, excitée par un médicament homœopathique. »

« Voilà comme notre organisme vivant réagit d'une manière dynamique et en quelque sorte spirituelle. En vertu d'une force active par elle-même, il fait cesser dans son intérieur une modification discordante plus faible (la maladie), dès que la puissance plus forte du médicament homœopathique lui procure une affection autre, mais très-analogue. En d'autres termes, l'unité de sa vie ne permet pas qu'il puisse souffrir simultanément de deux désaccords généraux semblables, et il faut que l'affection dynamique présente (maladie) cesse dès qu'une seconde puissance dynamique (médicament), plus capable de le modifier, agit sur lui, et provoque des symptômes ayant beaucoup d'analogie avec ceux de l'autre (1). »

Telle est la théorie de la loi de similitude que nous a donnée Hahnemann. Elle se trouve reproduite en d'autres termes dans l'*organon ;* mais pour ôter à la critique malveillante le plausible prétexte de confondre ce qui est d'observation et ce qui est d'interprétation, Hahnemann a eu soin d'ajouter qu'il n'attachait pas d'importance à l'explication de cette loi (1).

Malgré toute l'admiration que m'inspire le génie du fondateur de l'homœopathie, je ne crois pas sa théorie fondée et satisfaisante. C'est un droit et un devoir, dans la science au moins, de faire acte d'indépendance, car c'est du choc des opinions que naissent le progrès et la lumière. Le principe d'autorité n'a de valeur que pour les choses qui ne sont pas du domaine de la raison. Aussi, malgré le sentiment de ma faiblesse, je me permettrai de donner, en peu de mots, sur la loi des semblables une explication différente de celle que je viens de citer.

(1) *Traité de matière médicale pure,* par S. Hahnemann, traduction de A. J. L. Jourdan, membre de l'Académie royale de médecine, p. 41 et suiv.

(2) « Comme cette loi thérapeutique de la nature se manifeste « hautement dans tous les essais purs, et dans toutes les expé- « riences sur les résultats desquelles on peut compter, que par « conséquent le fait est positif, peu nous importe la théorie « scientifique de la manière dont il a lieu. J'attache peu de « prix aux explications que l'on pourrait essayer d'en donner. » (*Organon*, 3e édition, p. 117.)

THÉORIE DE LA LOI DES SEMBLABLES SELON L'AUTEUR, ET CRITIQUE SUCCINCTE DES MÉTHODES ALLOPATHIQUES.

Les premières maladies durent, naturellement, attirer bien plus l'attention que l'intervention de ceux qui en étaient spectateurs. Hippocrate a beaucoup plus de gloire, à nos yeux, pour avoir su observer et décrire la marche des maladies que pour les exemples de traitement qu'il nous a laissés. Les idées thérapeutiques, nées de la contemplation des efforts de l'organisme (ενὁρμον) contre les maladies, se résument en dernière analyse dans l'idée de la *nature médicatrice,* dont le médecin est le ministre et l'interprète. La plupart des esprits les plus éminents et des observateurs les plus éclairés se sont ralliés à cette pensée qui est, pour ainsi dire, le point culminant de l'école hippocratique. La nature médicatrice ne diffère en rien de celle qui crée et conserve ; c'est la force vitale partout présente dans l'organisme, et sans cesse active, depuis le moment où deux molécules organiques se réunissent jusqu'à la mort.

Hahnemann a très-bien compris et parfaitement exposé comment tout ce qui se passe dans le corps vivant s'accomplit par cette virtualité, comment les phénomènes physiologiques, pathologiques et thérapeutiques relèvent de cette puissance motrice. C'est un point commun entre les écoles hippocratique et homœopathique, que la force vitale est la source et l'agent de la guérison, et que, dans certains cas, les maladies guérissent spontanément, c'est-à-dire sans l'intervention de l'art, et par les seules ressources de la nature. J'ai peine à comprendre comment, placé à ce point de vue, Hahnemann a pu concevoir que la guérison artificielle (par les secours de l'art), se faisait par une autre voie que la guérison naturelle, et qu'il ait pu imaginer, pour expliquer le phénomène, qu'il y avait substitution d'une maladie artificielle plus forte, à une maladie naturelle plus faible.

Cette idée me semble avoir pour principale origine l'aggravation des symptômes morbides qui suit souvent de près l'administration des médicaments homœopathiques, et qui est l'indice ou de la guérison, ou d'une amélioration plus ou moins marquée. Mais, d'abord, cette aggravation n'est pas constante, et quand même elle le serait, elle ne constituerait pas une preuve bien rigoureuse de l'idée de substitution, car elle a lieu fréquemment dans les cas où l'art n'intervient point, et c'est sur ce fait que repose la doctrine hippocratique des crises.

Au point de vue du raisonnement, cette théorie de la substitution me paraît aussi peu fondée, car, bien que les médicaments homœopathiques possèdent virtuellement la propriété de produire des phénomènes analogues à ceux qu'on veut guérir, la dose que l'on emploie, quoique agissant sur des organes malades, c'est-à-dire sur des fibres vivantes dont la sensibilité est considérablement accrue, est certainement trop minime pour produire de toutes pièces un véritable état morbide artificiel. S'il en était réellement ainsi, qui ne voit qu'il faudrait un certain temps, et parfois un temps considérable, pour que la maladie médicamenteuse disparût; car ceux qui ont expérimenté convenablement des médicaments homœopathiques sur eux-mêmes, ont pu se convaicre qu'il y en a beaucoup dont l'action est fort longue. La guérison des maladies chroniques me fournirait encore d'autres arguments contre la théorie de Hahnemann. Mais je crois en avoir ditassez sur ce point critique dans un travail de cette nature.

Pour moi, il me semble évident que c'est par le jeu, la réaction de la force vitale que se fait la guérison; qu'elle soit obtenue par les moyens de l'art ou qu'elle ait lieu spontanément, c'est par le même procédé intime et impénétrable qu'opère la nature. La force qui guérit, n'est autre chose, je le répète encore, que cette force qui crée et maintient l'organisme dans un état normal. Quand les causes morbides qui agissent sur elle sont légères relativement à son énergie, il n'en résulte que des troubles insignifiants qui passent inaperçus, ou à un degré un peu plus élevé de simples indispositions, qui n'exigent que des soins hygiéniques. Mais quand les causes morbides sont intenses, il y a maladie ou déviation notable du rhythme naturel, et malgré la tendance de l'organisme à revenir à l'état normal, il a besoin dans cette lutte d'être dirigé et soutenu. Alors tout le secret de l'art consiste à intervenir à propos pour solliciter convenablement la force vitale, et l'élever à un degré tel d'activité et d'énergie, qu'elle triomphe le plus rapidement possible de la maladie. Lorsque la médecine agit efficacement, elle abrége de beaucoup la durée des maladies, et elle transforme en guérison bien des cas morbides qui, abandonnés à eux-mêmes, eussent eu une terminaison funeste. Telle est, ce me semble, l'idée qu'il faut se faire de la manière dont agissent les médicaments, telle est la théorie de la loi de similitude ou d'appropriation.

Bien des siècles avant Hahnemann, l'ancienne médecine, pressée par le besoin instinctif de généraliser les faits, avait, par l'organe de Galien, formulé la loi des contraires, *Contraria contrariis curantur*. Ce fut le dogme des écoles jusqu'à nos jours; quelques faits, plus apparents que réels, avaient suffi pour l'établir, et faute de pouvoir le remplacer par une formule plus large et plus complète, la tradition nous l'a transmis comme une vérité fondamentale. Mais, conformément à l'habitude d'imaginer ce qu'on ne connaît pas, la loi des contraires repose particulièrement sur l'idée qu'on se faisait de la madadie. On la considérait comme le contraire de la santé (1), et en partant de ce paralogisme, tout moyen propre à guérir une maladie, en était l'*anti* ou le contraire : de là, les antiphlogistiques, les antiscorbutiques, les antispasmodiques, les antiherpétiques, les anthelminthiques, etc. Voilà comment une conception hypothétique de la maladie enfantait une classification purement arbitraire des agents thérapeutiques. Ainsi, la loi des contraires procède d'une idée préconçue. Voyons rapidement sur quels faits elle s'appuie, car dans toute théorie, il y a une part d'imagination et une part d'observation; nous connaissons la première, disons quelque chose de la seconde.

Le principe des contraires, malgré tout ce qu'il a de simple et de séduisant en apparence, ne repose que sur des faits mal interprétés. Opposer le chaud au froid, le sec à l'humide, le purgatif à la constipation, l'opium à l'insomnie, le café à la somnolence, etc., c'est le moyen de produire une palliation comme Hahnemann l'a très-bien expliqué. Une pareille méthode accuse tout à fait l'enfance de l'art, car elle méconnaît complètement

(1) La maladie est une manière d'être de la vie différente de la santé, mais non contraire, non opposée à la santé. Celle-ci est l'harmonie des fonctions; elle n'a, pour ainsi dire, qu'une manière d'être, tandis que la maladie en a des milliers. Hahnemann a donc dit avec raison : « La vie, et ses deux états, la santé et la maladie. »

les lois de la vie. Elle ne tient aucun compte de la force vitale qui produit un effet diamétralement opposé à l'impression reçue ; qui, au sommeil provoqué par l'opium, fait succéder l'agitation ; à l'insomnie causée par le café, la somnolence ; à l'excitation déterminée par les alcooliques, l'abattement ; aux purgatifs, la constipation ; à une chaleur trop élevée, une grande sensibilité au froid, etc. Mais, quand même cette réaction n'aurait pas lieu, et ne ruinerait pas de fond en comble cette loi, il y a encore une raison majeure qui vient déposer contre elle, et cette raison c'est qu'il existe très-peu d'agents susceptibles de produire, par eux-mêmes, des phénomènes opposés à ceux qu'on veut combattre. Quel est le médicament susceptible de déterminer le contraire d'une douleur rhumatismale, d'une éruption, d'une céphalalgie, de la fièvre typhoïde, etc., etc?... Et dès lors, que signifie une loi qui n'est plus qu'une exception? Cette loi des contraires est donc non-seulement fausse, mais impossible, à moins de commettre l'incroyable puérilité d'appeler du nom de contraire tout ce qui guérit, ce qui n'est plus qu'un jeu de mots indigne de la science.

Faute de pouvoir se tenir dans le cadre étroit de cette loi thérapeutique, l'ancienne médecine, empruntant à toutes les sources, nous a légué quelque chose de si confus et de si informe, qu'il ne faut pas s'étonner si le scepticisme est si commun de nos jours parmi les médecins. Dans l'impossibilité de s'élever à une notion générale dans l'application des moyens de guérir, on tenta d'imiter la nature. En voyant s'amender ou disparaître des maladies à la suite d'une hémorrhagie, d'un vomissement, d'une sueur, d'une éruption cutanée, etc., il semblait fort naturel d'employer la saignée, les vomitifs, les sudorifiques, les rubéfiants, etc.

Cette méthode complexe que Hahnemann a appelée *allopathique* eût été effectivement très-logique, si la nature eût toujours produit la même crise pour guérir une maladie déterminée, ce qui est contraire à l'observation des faits; ou bien si, pour chaque cas individuel, on eût, à l'aide de signes certains, pu prévoir la manière dont la maladie devait se juger, condition tout aussi difficile à remplir que la précédente; en sorte qu'en l'absence de ces données indispensables, il y a plus de témérité que de prudence à agir; car s'il arrive parfois qu'on favorise le mouvement de la nature, on est exposé bien plus souvent à troubler ses opérations. Aussi l'expérience nous montre-t-elle à chaque instant que l'emploi des moyens allopathiques est d'un faible secours dans le traitement des maladies (1). Ce sont, comme l'a judicieuse-

(1) La théorie que j'ai donnée de la loi de similitude, me semble rendre compte de tous les faits. Elle explique comment de simples mesures hygiéniques, telles que l'air pur de la cam-

ment remarqué le célèbre Barthez, des instruments avec lesquels le médecin frappe, en aveugle, tantôt la maladie et tantôt le malade.

Cette idée d'imiter la nature était cependant excellente en elle-même, et fût devenue certainement féconde, si elle n'eût pas été obscurcie par d'autres vues fausses ou hypothétiques. Un médecin de Lyon des plus distingués, qui vivait au commencement de ce siècle, fut sur le point, après tant d'autres, de trouver la véritable loi thérapeutique. « Il est certain, » dit le docteur Sainte-Marie, « que nous guérissons quelquefois en agissant « dans le sens même de la nature, et en complé-« tant, par nos moyens, l'effet salutaire qu'elle a « entrepris, mais qu'elle n'a pas la force d'ache-

pagne, le repos, une bonne nourriture, etc., peuvent devenir indirectement des moyens curatifs, en plaçant l'organisme dans de meilleures conditions pour réagir. Elle fait comprendre comment les moyens révulsifs, dérivatifs, antipathiques et autres, peuvent parfois devenir efficaces; ils agissent en palliant, c'est-à-dire en amoindrissant, en suspendant même, quelquefois pour un certain temps l'état morbide, et permettent ainsi à la force vitale de réagir avec plus de facilité et d'énergie. Mais, d'un autre côté, comme ces moyens ont généralement pour effet de débiliter l'organisme, ils ont l'inconvénient, quand ils échouent, ce qui n'est que trop fréquent, d'épuiser la force de réaction, et de rendre la guérison plus difficile que si on n'eût rien fait. De même qu'entre deux points donnés on ne peut mener qu'une ligne droite qui est la plus courte, de même les médicaments homœopathiques, quand ils sont véritablement homœopathiques, c'est-à-dire bien appropriés, sont les plus sûrs, les plus prompts, et les plus efficaces par leurs effets.

ver (1). » Cette pensée exprime de la manière la plus heureuse l'action des moyens homœopathiques et rentre tout à fait dans l'explication que j'ai donnée de la loi des semblables. Ainsi, au point de vue du raisonnement comme au point de vue de l'observation, la loi *similia similibus* est seule justifiée.

J'ai parlé (p. 10) des expériences infructueuses faites sur l'homœopathie par M. Andral. A-t-il compris le peu de valeur qu'elles avaient? On peut le croire puisqu'il nous a fourni l'occasion d'en appeler de ses essais à ses réflexions.

« Sans préjuger, » dit-il, « la question que les ho-
« mœopathes ont soulevée dans ces derniers temps,
« sur la propriété qu'auraient les agents curatifs
« de déterminer, dans l'organisme, les maladies
« qu'en allopathie on se propose de combattre
« par eux, nous croyons que c'est là une vue
« qu'appuient quelques faits incontestables, et
« qui, à cause des conséquences immenses qui
« peuvent en résulter, mérite au moins l'attention
« des observateurs. A supposer, ce qui est très-
« probable, que Hahnemann soit tombé à cet
« égard dans l'exagération, si facile aux théori-
« ciens, parmi les faits nombreux qu'il cite à
« l'appui de ses opinions, il est certain qu'il en

(1) *Nouveau formulaire médical*, par le docteur Sainte-Marie, p. 80.

« est quelques-uns qui sont parfaitement en « harmonie avec sa pensée. Que l'on répète ces « expériences, il est vraisemblable que l'on verra « surgir quelques autres faits aussi authentiques. « Qu'un esprit vigoureux médite ces faits ; qu'il les « compare après les avoir explorés sous toutes leurs « faces ; qui sait les conséquences qui en pour- « raient jaillir (1) ?

Que d'aveux dans ces quelques lignes et que de réflexions elles éveillent dans l'esprit ? Voilà un des hommes le plus justement considéré, une des sommités de la médecine française, membre de l'Académie impériale de médecine, de l'Institut de France, professeur à la Faculté, qui entrevoit la vérité, mais qui ne se sent pas le courage de l'aborder de front, et qui remet cette importante tâche à un esprit vigoureux. Cette faiblesse, ou plutôt cette timidité, bien qu'elle soit rachetée par une affirmation qui honore la probité de son auteur, donnera à ceux qui voudront bien y réfléchir le mot de l'énigme, et leur fera comprendre comment il se fait qu'une découverte aussi importante que l'homœopathie ne soit pas acceptée et patronnée par les princes de la science.

Tel est cependant l'ascendant de la vérité, que peu à peu, malgré les préjugés de toute sorte, elle

(2) *Bulletin de thérapeutique*, t. VII, p. 14-15. Il faut noter que ces paroles ont été imprimées peu de temps après les expériences faites sur l'homœopathie, par M. Andral.

pénètre jusque dans le sanctuaire de l'ancienne école. M. Bouchardat, pharmacien en chef de l'Hôtel-Dieu, professeur d'Hygiène à la Faculté de Paris, a écrit : « La plupart des belles découvertes « thérapeutiques de Th. Paracelse, reconnaissent « pour point départ le principe *similia similibus* « *curantur* (1) ; » et un des brillants professeurs de la même Faculté s'est exprimé sur ce sujet en des termes non moins explicites : « L'expérience « a prouvé, » dit M. Trousseau, « qu'une multitude « de maladies étaient guéries par des agents thé- « rapeutiques qui semblent agir dans le même « sens que la cause du mal auquel on les op- « pose (2). » A ces aveux imposants, il ne serait pas difficile d'en ajouter d'autres ; mais c'en est assez.

Je crois avoir suffisamment établi que l'ancienne médecine dépourvue de loi thérapeutique, (le contraria contrariis ne mérite pas ce

(1) A. Bouchardat. — *Formulaire magistral*, 1840, p. 404. Ces paroles auront encore plus de valeur si on y ajoute celles qui précèdent : « Sauf quelques produits importants, dont la « découverte de l'Amérique et les recherches des chimistes ont « enrichi la médecine, que faisons-nous de mieux, aujour- « d'hui? » c'est-à-dire, que faisons-nous de mieux que Paracelse?

(2) Trousseau et Pidoux. — *Traité de thérapeutique et de matière médicale*, 2e édition, t. II, p. 73. On voit que MM. Trousseau et Pidoux sont aussi circonspects que M. Andral ; car, à côté d'une affirmation (l'expérience a prouvé), se trouve une formule dubitative (qui semblent). Que sais-je? disait Montaigne. Peut-être! répond la Faculté.

nom) est ou un empirisme aveugle, ou un rationalisme présomptueux et plein de périls. Elle mérite véritablement le nom de *médecine scolastique*, car toute sa méthode consiste, de même qu'au moyen âge, à partir de données contestables et hypothétiques comme de principes fixes, et à en déduire les conséquences par voie de syllogisme.

L'homœopathie au contraire procède de l'observation; des faits les plus authentiques, Hahnemann s'est élevé, par induction, à la loi de similitude qui domine et règle toute la thérapeutique. Ce principe est si vrai et si général qu'on en retrouve l'application dans tous les temps, et qu'il a été entrevu par plusieurs médecins célèbres. L'allopathie lui a toujours, à son insu, emprunté ses plus belles cures, et ce qu'elle a d'excellent, les agents directs, qu'on les appelle empiriques ou spécifiques, ne sont autre chose, on le comprend maintenant, que des médicaments homœopathiques.

CHAPITRE IV

DE L'ACTION DES DOSES INFINITÉSIMALES

> Nous ignorons encore une partie notable des propriétés de la matière, ou, pour parler un langage plus conforme à la philosophie naturelle, il nous reste à découvrir des séries entières de phénomènes dépendant de forces dont nous n'avons actuellement aucune idée.
>
> DE HUMBOLDT. — *Cosmos*, t. I, p. 81.

On pourrait définir la civilisation, la spiritualisation de l'homme dans ses idées comme dans ses moyens, c'est-à-dire la tendance à dégager de plus en plus le vrai de l'apparent, la force du support, l'esprit de la matière. Que l'on examine le développement progressif d'une idée quelconque, par exemple de la plus haute de toutes, celle de Dieu. Cette idée est d'abord vague, obscure, grossière, à l'origine des peuples; les Dieux sont des fétiches, c'est-à-dire des objets matériels derrière lesquels l'ignorance du sauvage entrevoit le génie bienfaisant ou malfaisant. Au fétichisme, sorte de panthéisme matériel, succède le polythéisme qui représente la divinisation des principales forces de la nature. Enfin, vient le monothéisme, conception de la divinité infiniment plus élevée, où la séparation de l'esprit et de la matière est complète, et où l'idée du souverain créateur s'épure et grandit à chaque siècle.

Il en est de même dans toutes les sphères de l'activité humaine. Comparez l'industrie moderne à celle du moyen âge et du sauvage, et voyez quelle différence ! Que de résultats obtenus par la substitution des forces mécaniques à la force humaine, qui se trouve peu à peu restituée à son véritable emploi. Voyez les chemins de fer, le télégraphe électrique, les premiers essais de navigation aérienne, etc., ces merveilles qui ne sont peut-être qu'une ébauche de ce que nous réserve l'avenir. Tous ces moyens ont pour effet de diminuer les distances, d'économiser le temps, et par conséquent de rendre de plus en plus l'homme à sa haute destinée.

La nature n'a donné à l'homme ni la force du taureau, ni l'agilité du cerf, ni l'instinct conservateur des animaux, ni une foule d'autres avantages par lesquels ceux-ci lui sont supérieurs ; mais elle lui a départi l'intelligence, faculté toute-puissante, rayon de la divinité qui le rend susceptible d'un développement indéfini. Par elle, il dompte et approprie à ses besoins tous les êtres de la création, il utilise les diverses productions de la terre ; par elle, il devient capable de connaître et de diriger les forces de la nature, et de les soumettre à sa domination. Bien plus, par elle, franchissant les étroites limites de ce globe, il plonge dans les profondeurs de l'univers, mesurant les distances, calculant les mouvements, appréciant le volume et la densité des astres, et s'élevant par la science à la plus haute notion de l'être infini.

La nature n'a livré ses innombrables richesses à l'homme qu'à l'état brut, c'est-à-dire sous une forme plus ou moins grossière et imparfaite ; qu'il les prenne à la surface du sol ou dans les entrailles de la terre, il est toujours obligé de les élaborer pour les adapter à ses besoins. C'est cette nécessité cruelle, en apparence, qui le forçant à faire une application continuelle de ses facultés et à étendre son industrie, transforme l'obstacle en moyen et fait de l'homme le maître de la création. Ainsi, les divers produits qui servent à notre alimentation, acquièrent par la culture des propriétés bien supérieures à celles qu'ils ont à l'état sauvage ; ils ont ensuite à subir une série de préparations qui les rendent plus appétissants, plus digestibles et par conséquent plus nutritifs.

Les médicaments, comme les aliments, exigent pour être appropriés à notre organisme, certaines élaborations ou manipulations. De même que les substances alimentaires brutes, les subtances médicinales telles que nous les offre la nature, sont généralement trop grossières pour la délicatesse de nos organes. Ce que l'art culinaire fait pour les premières, l'art pharmaceutique le fait pour les secondes. Son but est de donner aux médicaments toute la vertu qu'ils sont susceptibles d'avoir et de les présenter sous la forme la plus sûre, la plus commode, et la plus agréable, en déguisant leur odeur, leur saveur et jusqu'à leur couleur. La pharmacie a fait dans cette voie et tend à faire encore de louables progrès. Aux purges noires et nauséabondes qu'employaient nos pères, on a substitué des médicaments faciles à prendre et tout aussi efficaces. On a renoncé, ou à peu près, à une foule de préparations très-communément usitées autrefois, telles que bols, électuaires, trochisques, etc., dont l'emploi n'était pas sans déplaisance. En un mot, dans un siècle de luxe en général et de scepticisme médical comme le nôtre, la pharmacie a modifié ses formules et la composition de ses drogues; elle s'est mise en frais de coquetterie et a doré, comme on dit, la pilule.

Mais, malgré ces perfectionnements qui sont déjà de vrais raffinements, l'homœpathie a encore dépassé de beaucoup sa rivale. Hanehmann a simplifié les choses à un point qu'on n'eût pas cru possible, en ramenant toutes les préparations médicamenteuses à la forme globulaire, c'est-à-dire au volume le plus exigu qu'on puisse imaginer. C'est là précisément le côté de l'homœpathie qui a paru essentiellement vulnérable et sur lequel ses adversaires ont porté leurs coups, *telum imbelle,* car ces attaques ou plutôt ces présomptueuses dénégations dirigées contre le moyen et non contre le principe, prouvent à quel point les idées sont renversées et irréfléchies, à une époque où la science et la logique ont tant de prétentions. C'est qu'aussi pour combattre la loi des semblables, il fallait opposer aux expérimentations de Hahnemann et aux nombreux faits qu'il a empruntés aux meilleurs observateurs, des faits et des expérimentations contradictoires. Mais c'eût été un travail sans gloire et une tâche trop rude pour notre génération médicale actuelle, lorsque la question des doses infinitésimales fournissait un champ de bataille si commode, qu'il ne fallait qu'un peu d'esprit et un simple appel au bon sens pour se donner l'apparence de la victoire. Avant d'aborder cette question, il convient de dire comment l'illustre fondateur de l'homœopathie fut amené à réduire les doses ordinaires des substances médicinales en celles dont se servent les partisans de sa doctrine.

Lorsque l'on emploie des médicaments du point de vue de la loi des semblables, il s'en suit que ces médicaments agissent directement sur les organes souffrants, c'est-à-dire sur des organes dont la maladie augmente plus ou moins, et parfois à un degré incroyable, la sensibilité. De là, l'obligation de proportionner la puissance médicinale à la susceptibilité des parties malades, et, par conséquent, de réduire les médicaments à des doses moindres que celles qui sont usitées lorsqu'on agit d'une manière oblique ou indirecte, c'est-à-dire plus ou moins loin du foyer principal de la maladie. Voilà un point qui ressort clairement de l'expérience et qui n'a assurément rien de contraire à la raison.

Je ne sais si Hahnemann fut conduit tout d'abord par le raisonnement ou seulement par l'observation à diminuer les doses des médicaments; car, soit dit en passant, ce puissant génie a laissé dans ses œuvres (du moins telles qu'elles sont traduites en français) plus d'une lacune regrettable, comme s'il lui avait paru suffisant de donner les résultats de ses travaux sans indiquer la marche suivie pour les obtenir.

Quoi qu'il en soit, Hahnemann, après avoir, comme je l'ai dit, expérimenté un certain nombre de médicaments, se fit une loi de n'employer chez le malade, qu'une seule substance à la fois, que cette substance fût une teinture alcoolique ou une poudre. Les aggravations dont il fut souvent témoin l'obligèrent à descendre à de petites doses, telles qu'une goutte, une demi-goutte et même un quart de goutte de teinture. Pour opérer cette division, on versait une goutte sur du sucre de lait pulvérisé; il en résultait une sorte de pastille que l'on pouvait diviser en deux, et même en quatre parties. Mais, dans certains cas, ces doses déjà minimes ayant semblé encore trop fortes, il fallut atténuer davantage, et parvenu à ces limites, Hahnemann fut obligé de modifier son procédé de division, en se servant d'un liquide intermédiaire. Employa-t-il d'emblée la division par centième ou n'y vint-il que graduellement? Il n'importe. Toute la question est que l'observation lui ayant appris qu'une goutte de teinture avait parfois une action trop énergique, il fut conduit à ne donner qu'une fraction de cette goutte, et qu'il adopta la division par centième (1). Telle est la voie nouvelle dans laquelle la nécessité engagea Hahnemann.

Il crut d'abord amoindrir, atténuer les effets des médicaments, ce qui l'engagea à donner à cette série de préparations le nom de *dilutions;* plus tard, il lui sembla que ces atténuations apparentes ne faisaient qu'accroître leur énergie médicinale, d'où leur vint le nom de *dynamisations.* Ses œuvres telles que nous les avons en français, por-

(1) Les médicaments homœopathiques sont les mêmes, sauf quelques exceptions, que ceux qu'emploie l'ancienne médecine. Ils se préparent tous de la même manière. S'ils sont solubles dans l'alcool, on fait une teinture alcoolique en faisant macérer la substance médicamenteuse dans de l'alcool rectifié. Cette première préparation porte le nom de *teinture-mère.* Une goutte de cette teinture-mère mélangée avec quatre-vingt-dix-neuf gouttes d'alcool et secouée dans un petit flacon qui n'est rempli qu'aux deux tiers par les cent gouttes, donne la première dilution. Une goutte de cette première dilution mêlée et agitée avec quatre-vingt-dix-neuf autres gouttes d'alcool donne la deuxième dilution, et ainsi de suite. Si la substance médicinale est insoluble dans l'alcool, on en triture, pendant une heure, un grain avec quatre-vingt-dix-neuf grains de sucre de lait; chaque grain de

tent, en divers endroits, le témoignage de ce double point de vue auquel il s'est trouvé placé, et cette dualité dans sa manière d'apprécier cette question, s'est naturellement reproduite dans son école où l'on trouve des médecins qui donnent leur préférence aux premières dilutions, tandis que d'autres emploient généralement les douzième, dix-huitième, vingt-quatrième et trentième.

Voilà comment Hahnemann a été conduit à la découverte des doses médicinales les plus exiguës qu'on ait jamais employées. Voilà l'énormité qu'il s'agit de faire absoudre, de faire comprendre et de faire prévaloir. En homme de génie et en observateur, plus préoccupé d'agrandir le domaine de l'art et de la science que de faire accepter sa découverte par ses contemparains, Hahnemann a dédaigné d'entrer sur le terrain des explications; il s'est peu soucié d'accommoder sa découverte à l'esprit et

cette première trituration contient un centième de grain du médicament, de même qu'une goutte de la première dilution renferme un centième de goutte de teinture-mère. La deuxième trituration se fait en broyant, comme pour la précédente, un grain de la première avec quatre-vingt-dix-neuf grains de sucre de lait, et ainsi de suite. En général, après la troisième trituration on continue les préparations par la voie humide, en dissolvant un grain de cette troisième trituration dans quatre-vingt-dix-neuf gouttes d'alcool hydraté; ce qui donne la quatrième dilution, etc. Les globules sont faits avec du sucre et un peu d'amidon et imbibés de la dilution qu'on veut employer. Pour faire une trentième dilution, il faut quatre onces d'alcool environ. On voit par là combien sont étranges les calculs auxquels on s'est livré sur les doses homœopathiques.

aux tendances de l'époque ; en un mot, il a dédaigné le succès, il n'a cherché que la vérité. C'est à ses disciples qui se sont pénétrés de l'esprit de sa doctrine, de s'efforcer de la rendre accessible à ceux qui ont le désir de s'éclairer.

L'action des doses infinitésimales est un fait réel ou bien une erreur, une illusion, disons plus, un mensonge. En l'absence de preuves directes soit positives, soit négatives, entre les affirmations des homœopathes en appelant aux faits et en produisant par milliers, et les dénégations des allopathes établies sur de simples préventions, sur de sottes plaisanteries, ou bien sur cette idée que la chimie ne trouvant pas de matière dans les préparations homœopathiques, celles-ci ne peuvent être d'aucun effet sur l'organisme, entre dis-je, ces assertions contraires, il me semble qu'il y a déjà une présomption en faveur de ceux qui affirment, car ceux-là seuls justifient leurs prétentions par l'expérience. Cette présomption aura beaucoup plus de force, si l'on veut bien réfléchir que tous ceux qui confessent l'homœopathie, ont eu les mêmes préjugés que leurs adversaires ; qu'ils n'ont embrassé la nouvelle doctrine qu'après l'avoir d'autant plus sévèrement expérimentée, qu'ils étaient plus prévenus contre elle ; que parmi eux il en est même beaucoup qui ne l'ont étudiée qu'avec l'intention avouée de la combattre et de la ruiner ; que plusieurs d'entre eux se sont acquis par leurs travaux des titres sérieux dans la science; que d'autres ont occupé ou occupent encore aujourd'hui de hautes positions; enfin, qu'il est sans exemple que jamais le charlatanisme se soit produit sur une aussi vaste échelle, avec des moyens qui, loin de flatter les préjugés, les froissent outre mesure, et qu'il est inouï que tant d'hommes aient pu se rencontrer dans la même communion d'idées, que tant de malades affectés de maladies graves et parfois déclarées incurables aient pu être victimes d'une complète illusion. Mais ce ne sont là que des présomptions, j'en conviens, et non des preuves directes, et je ne dois les mentionner que dans le but de mieux disposer le lecteur en faveur des arguments que je me propose de développer.

Si l'on demandait à un médecin de l'ancienne école pourquoi telle substance, la manne par exemple, n'est employée qu'à la dose de plusieurs grammes, tandis que d'autres telles que l'acide hydrocyanique ou l'acide arsénieux agissent à la dose de quelques milligrammes, il n'aurait pas de raison directe à donner de cette différence énorme des doses. Il se bornerait à répondre que l'expérience seule révèle le degré d'énergie des médicaments, et par conséquent les doses auxquelles on doit en faire usage. Je pourrais, à bon droit, me contenter de cet appel à l'expérience, et dire que l'observation démontre l'action des préparations homœopathiques. On ne peut combattre une pareille assertion que par des faits bien observés. Parmi ceux qui repoussent l'homœopathie, il en est quelques-uns, mais bien peu cependant, qui prétendent avoir expérimenté. Si nous accordons que le jugement de cette imperceptible minorité contrebalance les nombreuses affirmations que nous comptons à notre avantage, il ne nous reste plus qu'à quitter le domaine de l'observation, et à nous transporter sur celui du raisonnement, de l'induction et de l'analogie, pour y chercher des preuves à l'appui de la pratique homœopathique.

Qu'on veuille bien remarquer comment se pose la question : il n'y a qu'une seule manière de prouver l'existence réelle d'un fait, c'est d'observer, d'expérimenter, c'est-à-dire de se placer dans les conditions dans lesquelles le fait peut se produire. On conteste, on rejette, on nie formellement, *à priori,* l'action des doses homœopathiques ; il n'y a dès lors autre chose à faire que de démontrer la possibilité de cette action, et ce point étant établi, la répugnance à l'expérimentation perd toute raison d'être aux yeux de chaque personne de sens et de bonne foi.

Quand Colomb navigua vers l'Occident avec l'espérance de rencontrer un Nouveau-Monde, il n'avait que de fortes présomptions qu'il déduisait de la configuration du globe et de l'étendue des terres connues. De retour de son premier voyage, sa découverte rencontra beaucoup d'incrédules.

Aujourd'hui, il n'y aurait qu'un fou qui oserait nier l'Amérique, parce que ce fait repose sur le témoignage oculaire d'un nombre immense de personnes. Mais tous les faits n'ont pas la même évidence, et si on s'avisait de faire prononcer le suffrage universel sur le mouvement de la terre autour du soleil, il est infiniment probable qu'il se trouverait encore aujourd'hui une forte majorité pour condamner Galilée. Et cependant la rotation de notre planète autour du soleil est un fait aussi certain que l'existence de l'Amérique, mais il n'est pas aussi évident; si même il est contraire à l'apparence, cela prouve une chose fort importante à distinguer, c'est que la certitude et l'évidence ne doivent pas être confondues avec l'apparence.

Tous les faits, quelque vrais qu'ils soient, du reste, ne portent pas avec eux le même degré de certitude. Il y en a qui nous saisissent et ne laissent aucune place à la discussion. Il y en a d'autres qui sont plus complexes, plus difficiles à observer, et qui, par cela même, peuvent nous diviser d'opinion. Ainsi, pour ne parler que de la médecine, les faits de l'ordre anatomique sont beaucoup plus certains, moins contestés que ceux de l'ordre physiologique; les premiers tombent sous les sens, et n'ont guère besoin que d'être décrits tels qu'on les observe, tandis que les seconds exigent de plus d'être interprétés par la raison, ce qui est une source féconde de divergence. Les faits de l'ordre pathologique sont plus complexes que les précédents, cela se comprend aisément ; et ceux de l'ordre thérapeutique dépassent encore ces derniers en obscurité, attendu que pour les apprécier sûrement, et pouvoir conclure à bon escient, il importe de tenir compte de la tendance naturelle qu'a la force vitale à rétablir l'état normal, c'est-à-dire à produire la guérison.

Combien plus cette difficulté déjà si grande, ne doit-elle pas s'accroître, lorsqu'il s'agit de juger des phénomènes thérapeutiques observés d'un point de vue nouveau, et assez invraisemblables en apparence pour que nous puissions difficilement nous défendre de les regarder à travers le prisme de nos préventions et de nos préjugés. C'est ce qui est arrivé, et devait nécessairement arriver pour l'homœopathie. Cette doctrine était si étrange, surtout par ses moyens d'action, qu'elle devait paraître absurde, impossible. Cette absurdité apparente alluma l'ardeur des convictions opposantes, et de même qu'on vit souvent le fanatisme religieux descendre à des procédés que la religion, la morale et la dignité de l'homme réprouvent également, de même, nous avons vu plus d'une fois les adversaires passionnés de l'homœopathie invoquer, pour justifier leur négation, des expériences purement imaginaires (1).

(1) Des faits de ce genre doivent être imputés bien plus à la passion qui égare qu'à la mauvaise foi qui cherche à tromper.

Ainsi donc, ne soyons pas surpris si l'action des doses homœopathiques est rejetée, lorsque nous voyons la plupart des résultats thérapeutiques de l'ancienne école contestés, et examinons si nous trouverons dans la science des faits analogues à ceux dont nous voulons prouver la possibilité, des idées admises auxquelles nous puissions les ramener, des principes enfin auxquels nous soyons en droit de les rattacher.

Avant d'aborder cette question, il importe d'écarter une objection plus spécieuse que solide élevée contre l'homœopathie. On a prétendu que puisque la chimie ne pouvait déceler la présence de la matière dans les hautes dilutions, celles-ci étaient nécessairement dépourvues d'action, en vertu du principe *ex nihilo nihil*. Il y a là une grande erreur qui consiste à faire de la chimie le critérium de ce qui est et de ce qui n'est pas. Cette erreur, ou plutôt cette fausse interprétation de l'analyse chimique, n'est pas partagée par tous les chimistes, si même elle l'est par aucun d'eux. Mais ce sont de ces arguments faciles et vainqueurs, qui, à défaut d'autres, ne pouvaient pas échapper à nos adversaires : quelques faits répondront à cette objection :

« Il peut y avoir « dit M. Chevreul, » dans l'at-
« mosphère, une matière délétère qui échappera
« au chimiste, parce qu'elle y est en proportion
« trop faible. Ainsi, bien que plusieurs analyses

« d'eau de Seine, prise au dessous des lieux les « plus propres à la vicier, n'aient fourni rien de « concluant, il est permis d'admettre avec Thou- « ret, Tenon, Parent-Duchâtelet, qu'il y peut « entrer des principes d'infection qui se révèlent « seulement par leurs effets sur l'organisme (1).

« En 1818, le célèbre chimiste Davy se trou- « vant en Italie, fit, en compagnie de J. Mojon, « des expériences avec l'eudiomètre, sur l'air ma- « récageux des localités où les fièvres intermit- « tentes règnent continuellement. L'analyse de « cet air pris sur différents points des lieux les « plus insalubres, et à différentes hauteurs, a tou- « jours donné pour résultat exactement les mêmes « proportions des éléments constituants de l'at- « mosphère la plus pure (2). »

Dans les épidémies de choléra, on a fait, en divers pays, des analyses de l'air, et sa composition n'a présenté rien de particulier, qui pût expliquer la maladie régnante.

« L'infusion ou la décoction de mercure est en- « core quelquefois mise en usage, et Gaspard a « prouvé (Journal de physiologie de Magendie, « t. I, p. 242) que cette décoction avait des pro- « priétés évidentes, bien que l'analyse chimique

(1) Lévy. — *Traité d'hygiène*, t. II, p. 579.
(2) Giacomini. — *Traité de matière médicale et de thérapeutique*, p. 350.

« ne pût pas y démontrer de mercure (1). »

C'en est assez pour prouver que la chimie a ses limites comme les autres sciences, et que là où elle ne trouve rien, on aurait tort de conclure qu'il n'y a effectivement rien. L'organisme est autrement sensible que les réactifs chimiques ne sont puissants.

Pour mettre autant que possible de l'ordre dans la question des doses infinitésimales, je la diviserai en plusieurs chapitres. Je traiterai : 1° de la divisibilité de la matière inorganique et organique ; 2° de l'action de petites quantités de matière inorganique sur des masses ; 3° de l'action de petites quantités de matière sur l'organisme vivant ; 4° je produirai diverses considérations et différents exemples à l'appui de l'action des doses infinitésimales ; 5° enfin je déduirai des faits précédents et des conclusions qui en ressortent la théorie des doses infinitésimales.

DE LA DIVISIBILITÉ DE LA MATIÈRE.

1° *Au point de vue mathématique :* L'univers s'offre aux yeux du mathématicien, de l'astronome et du philosophe comme infini, c'est-à-dire sans

(1) Trousseau et Pidoux. — *Traité de matière médicale et de thérapeutique*, 2e édition, t. I, p. 255.

bornes, sans limites. Voilà l'infiniment grand (1); le terme opposé, c'est l'infiniment petit. Le télescope nous donne une idée de l'un, le microscope de l'autre. Mais pour tous les deux, la pensée humaine va bien au delà de nos sens, aidés de nos instruments les plus perfectionnés. Pour l'un et pour l'autre, nous concevons l'infini comme la série des nombres qui est inépuisable pour les fractions aussi bien que pour les unités. C'est cette conception mathématique de l'infini, la plus large et la plus nette que nous puissions avoir, qui a fait admettre par les physiciens la divisibilité infinie de la matière, quoique l'imperfection de nos procédés ne nous permette pas de la poursuivre au delà de certaines limites.

2° *Au point de vue physique :* R. Boyle ayant fait dissoudre un grain de cuivre dans l'ammoniaque et l'ayant versé dans soixante-dix-sept pouces cubes d'eau, celle-ci fut entièrement teinte en bleu ; un pouce cube renferme deux cent seize

(1) Le fait scientifique le plus propre à nous donner une idée de l'immensité de l'univers est celui que rapporte M. de Humboldt. « Herschel, » dit-il, « estimait que la lumière émise par les « dernières nébuleuses encore visibles dans son télescope de « quarante pieds, devait employer près de deux millions d'années pour venir jusqu'à nous. » (*Cosmos*, t. I, p. 175). On sait que la lumière parcourt soixante-dix mille lieues par seconde; que l'on calcule combien il y a de secondes en deux millions d'années, et en multipliant ce nombre par soixante-dix mille on aura un chiffre qui exprimera en lieues la distance effroyable de ces nébuleuses à la terre.

millions de parties visibles, il s'ensuit que le grain de cuivre se trouvait divisé en soixante-dix-sept fois deux cent seize millions de parties, c'est-à-dire seize billions, six cent trente-deux millions.

Réaumur a trouvé qu'un fil de soie était composé de soixante mille autres fils.

Keil a calculé sur une expérience de Boyle que les particules odorantes *d'assa-fœtida* présentaient en volume une fraction d'un pouce cube exprimée par vingt et un chiffres à la file.

Un grain de musc exposé à l'air, pendant plusieurs années, dégage des particules odorantes sans perdre sensiblement de son poids et de son odeur.

3° *Au point de vue chimique :* Jourdan, membre de l'académie de médecine, traducteur des œuvres de Hahnemann en français, pria MM. Pétroz et Guibourt, pharmaciens et membres de l'Académie, de constater chimiquement la présence de la matière dans les dilutions homœopathiques. Ceux-ci ayant opéré sur le sublimé corrosif, purent à l'aide de l'hydro-sulfate de soude, trouver des traces de sublimé dans la quinzième dilution (1).

4° *Au point de vue microscopique :* Un pouce cube de tripoli renferme plus de un billion sept cent cinquante millions d'individus de l'espèce appelée *galionella ferruginea* (2).

(1) *Matière médicale pure,* de Hahnemann, traduct. de feu Jourdan, préface, p. 6.

(2) Ehrenberg. *Mémoires de l'Académie de Berlin,* 1838, p. 59.

« La vie, « dit M. de Humboldt, » est répandue « dans la nature avec une telle profusion que de « petits infusoires vivent en parasites sur d'autres « infusoires plus grands, et même que les premiers « servent à leur tour de demeures à d'autres in- « fusoires encore plus petits (1). »

En 1833, Séguin ayant examiné les six premières triturations du cuivre avec un microscope d'un grossissement de soixante-quinze diamètres, constata dans chacune d'elles la présence de globules d'un brun noirâtre uniformément divisés dans le sucre de lait (2).

Mayerofer reprit ces expériences avec le plus grand soin. Il examina d'abord au microscope le sucre de lait, l'alcool, l'eau distillée, et même le porte-objet, et cette vérification faite pour éviter toute erreur, il soumit à cet instrument diverses préparations homœopathiques faites par lui-même. Il trouva des atomes de mercure dans la dixième dilution, de cuivre et d'argent dans la douzième, et d'étain dans la quatorzième (3).

(1) *Cosmos*, t. I, p. 574. — « A la multiplication rapide des « animalcules microscopiques vient se joindre pour quelques- « uns (anguilles du froment, infusoires roulés en cercle, cours « d'eau ou tardigrades) une étonnante vitalité. Après avoir été « desséchés pendant 28 jours dans le vide à l'aide du chlorure « de chaux et de l'acide sulfurique, après avoir été chauffés à « cent vingt degrés, ces infusoires ont pu encore être rappelés « à la vie, et sortir de leur engourdissement. » *Ibid.*

(2) *Hygea*, Bd. VII, p. 1.

(3) *Hygea*, Bd. XVI, p. 17, et dans *Revue critique et rétrospective de la matière médic. homœop.*, Paris, 1842, t. IV, p. 250-269.

Séguin et Rummel s'étant servi du microscope solaire ont cru reconnaître des atomes métalliques jusque dans la deux-centième dilution. Ces dernières expériences auraient besoin d'être refaites avec un grand soin.

5° *Au point de vue physiologique :* Pour tous les corps connus, dit M. Pouillet, il n'y a aucune limite perceptible à la divisibilité. Après avoir rapporté quelques faits remarquables de la divisibilité de la matière, le savant professeur emprunte au règne animal des exemples de divisibilité qui sont bien autrement intéressants, et que nous nous plaisons à citer à cause de leur analogie avec les phénomènes que nous devons apprécier, et parce que nous croyons pouvoir en tirer bientôt une conclusion importante.

« Les globules du sang de l'homme, dit M. Pouil-« let, ont un cent cinquantième de millimètre. On « peut calculer d'après cette donnée qu'il y en a « près d'un million dans la goutte de sang d'un « millimètre cube qui pourrait être suspendue à la « pointe d'une aiguille. Ces globules ne sont pas « des atomes car ils peuvent être brisés par des ac-« tions chimiques, et ensuite ils peuvent être re-« construits ; il n'y a aucun doute qu'ils ne « donnent naissance à une multitude de parties « distinctes quand ils passent dans la nutrition, « car les fibres musculaires, et celles des autres « tissus se composent de globules très-différents

« des globules du sang, et toujours beaucoup plus « petits. »

« Enfin, il y a des animaux complets qui sont « aussi petits que les globules du sang et que les « plus petites choses perceptibles. Nous pouvons « les voir et les étudier; mais c'est le dernier « terme où la vue puisse atteindre. Ce qui est « plus petit n'a plus de grandeur pour nos sens, « et n'a plus de mesure; c'est le commencement « de l'indéfini en petitesse où se jette notre pen- « sée, et qu'elle poursuit indéfiniment sans trouver « un terme où elle se doive arrêter. »

« Au delà de ce dernier terme de sensibilité « organique, tout cependant n'est pas hypothèse « et conjecture; ces animalcules sont des êtres, « et des êtres essentiellement composés de par- « ties; ils sont organisés puisqu'ils ont la vie et « le mouvement; ils sont pourvus de sens puis- « qu'ils ont la force et l'instinct. Dans les fluides « où ils vivent, ils exécutent, comme les poissons, « des mouvements rapides et variés; ils se di- « rigent vers un but, ils évitent les obstacles, « quelquefois même ils les surmontent; enfin ils « ont besoin d'une proie et ils savent la chercher « et la saisir. Nous verrons en optique que dans « les dernières classes des êtres visibles, les « mœurs ne sont pas moins curieuses à observer « que dans les classes les plus apparentes; mais « dès à présent nous pouvons conclure que, dans

« le petit tout impalpable qui compose un in-
« dividu de cette espèce, il y a des choses dis-
« tinctes, des parties molles et des parties solides,
« des espèces d'articulations pour les mouve-
« ments, et des espèces de canaux pour les
« fluides; enfin, que parmi cette excessive peti-
« tesse, il y a une nutrition dans toutes les parties
« et une circulation nécessaire. Ainsi, le raison-
« nement poursuit encore la divisibilité de la ma-
« tière après que nos sens ne peuvent plus la con-
« stater; et comme l'ensemble des phénomènes
« de la chimie, nous conduit à admettre l'exis-
« tence des atomes, nous arrivons à cette consé-
« quence définitive; que les atomes sont incompa-
« rablement plus petits que les dernières parcelles
« que nous pouvons saisir avec le sens le plus dé-
« licat aidé de l'instrument le plus parfait (1). »

Enfin les fluides impondérables me semblent être l'exemple le plus remarquable de la divisibilité de la matière. Nous ne pouvons les concevoir que comme une substance extrêmement atténuée. Combien en effet ne faut-il pas que la lumière soit une matière déliée, subtile, pour que nous venant du soleil avec une rapidité de soixante-dix mille lieues par seconde (peu importe que l'on adopte la théorie de l'émission ou des ondulations), elle ne

(1) Pouillet. — *Éléments de physique et de météorologie*, t. I, p. 14, 6e édition.

détruise pas tout ce qui se trouve sur son passage; car la force acquise par un corps en mouvement, est en raison directe de la vitesse et de la densité de ce corps. Or l'impression de la lumière solaire étant douce et salutaire, il s'ensuit, à cause de sa vitesse excessive, que la matière qui la constitue est dans un état de ténuité prodigieux. Cette observation est encore plus remarquable à propos du fluide électrique dont la vitesse, d'après Weasthone, serait de cent quarante-quatre mille lieues par seconde.

Maintenant que nous avons vu que la matière organique et inorganique peut être tellement réduite en particules que nul ne peut assigner de borne à sa divisibilité, examinons l'action de petites quantités de matière sur des masses.

DE L'ACTION DE PETITES QUANTITÉS DE MATIÈRE INORGANIQUE SUR DES MASSES.

Les fluides impondérables dont je viens de parler, représentent au plus haut degré la puissante action de petites quantités de matière atténuée sur la matière brute; sans ces fluides la nature serait morte, inerte.

Les ferments sont aussi un exemple remarquable de ce que peuvent de petites quantités de matière. On sait que l'idée des ferments fut transportée en médecine, particulièrement par Van Helmont qui expliquait par eux les phénomènes physiologiques et pathologiques.

Mais il y a, en chimie, une série de faits qui semblent en quelque sorte faire exception aux lois de cette science, et qui probablement sont destinés à lui ouvrir un nouvel horizon ; je veux parler de ces réactions, de ces combinaisons qui ont lieu entre deux corps par le fait seul de la présence d'un autre corps qui demeure intact, influence mystérieuse, à laquelle le célèbre Berzélius a donné le nom de *force catalytique*, ou force de présence (1).

Dans les faits que j'ai rapportés jusqu'ici, j'ai eu pour but de montrer que de petites quantités de matière pouvaient agir sur des masses (ferments); qu'il y avait des réactions chimiques dé-

(1) *Catalyse*, de καταλύω, je dissous. Ainsi le platine, à une chaleur élevée, décompose l'eau en ses deux éléments (hydrogène et oxygène), sans éprouver aucune modification appréciable. Ce phénomène est d'autant plus curieux que, mis en contact, à froid, avec ces deux gaz dans la proportion où ils peuvent former un mélange détonnant, ce même platine détermine la combinaison de ces gaz, c'est-à-dire la recomposition de l'eau, tout en restant intact. Un jet d'hydrogène dirigé sur du platine en éponge, à la température ordinaire, s'enflamme instantanément, et donne de la lumière. L'éther ordinaire n'est que de l'alcool dépouillé d'un volume d'eau que lui enlève l'acide sulfurique, qui reste lui, intact, sauf cette addition d'eau. La présence de l'acide sulfurique change l'amidon en sucre, sans être altéré ni diminué de quantité, etc.

terminées uniquement par la présence de certains corps, et que les fluides impondérables, qui ne peuvent être considérés que comme une substance extrêmement atténuée, sont les agents, les moteurs de la matière. Nous allons voir actuellement que l'action de petites quantités de matière sur l'organisme vivant est d'un effet encore plus remarquable.

ACTION DE PETITES QUANTITÉS DE MATIÈRE SUR L'ORGANISME VIVANT.

Ici encore nous retrouvons l'influence des fluides impondérables. Je ne fais que la mentionner pour ne pas entrer dans trop de détails.

Tout le monde connaît les expériences de Spallanzani sur la fécondation, et je crois inutile de les reproduire. Arnold les a reprises en modifiant le procédé pour étendre le véhicule ; il résulte de ses expériences que la troisième dilution de semence, préparée d'après l'échelle centésimale, suffit pour produire la fécondation, tandis que Spallanzani ne put obtenir ce résultat qu'avec la quarante-deux mille deux cent quarantième partie (trois grains sur trois livres (1).

(1) Griesselich. *Manuel critique de la Médecine homœopathique*, p. 276.

Arnold a aussi expérimenté avec des dilutions de vaccin. Un mélange d'une partie de vaccin avec cent parties d'eau de source, conservé pendant douze jours à une température de 16° à 18° R., produisit, sur chaque bras d'un enfant, une pustule véritable (1).

C'est un fait bien vulgaire que les odeurs qui représentent, comme nous l'avons vu, des particules matérielles très-petites, ont sur l'organisme une action incontestable et parfois très-violente. « La présence de fleurs odoriférantes dans les « appartements, a produit des céphalalgies, des « vertiges, des syncopes, des vomissements, un « état de somnolence, etc. (2).

Les faits de ce genre et d'autres analogues sont nombreux. Je pourrais citer les flèches empoisonnées et beaucoup d'autres exemples de l'action des doses infinitésimales sur l'organisme.

De La Brosse, dans son *Voyage aux régions intertropicales*, parle d'une plante de la côte d'Angola, dont l'action vénéneuse est promptement mortelle : « Il vint, » dit-il, « sept à huit nègres, « en palanquin, qui étaient les principaux de « Lowango, qui présentèrent la main aux offi- « ciers français et anglais pour les saluer. Ces nè- « gres avaient frotté leurs mains avec une herbe

(1) Griesselich. *Loco citato*, p. 277.
(2) Lévy. *Traité d'hygiène*, t. I p. 620.

« qui est un poison très-subtil, et qui agit dans « l'instant, lorsque malheureusement on touche « quelque chose... Ces nègres réussirent si bien « dans leurs mauvais desseins, qu'il mourut, sur- « le champ, cinq capitaines et trois chirurgiens. » De La Brosse ne dit pas comment les nègres se préservaient de la mort qu'ils donnaient aux autres.

J'ai parlé tout à l'heure de ces phénomènes chimiques que Berzélius a attribués à la catalyse. Il y en a peut-être beaucoup d'analogues en physiologie. N'est-ce pas de la sorte qu'on peut s'expliquer le bien-être instantané, la restauration qu'éprouve un individu affamé, dès qu'il a avalé quelques cuillerées de bouillon seulement, c'est-à-dire une quantité matériellement insuffisante pour remplacer moléculairement les pertes provenant d'une abstinence trop prolongée.

Je ne sais si c'est par absorption ou par catalyse qu'agissent les métaux appliqués sur la peau; mais je puis affirmer avoir vu dans les deux dernières épidémies de choléra, plusieurs personnes, des enfants entre autres qui, portant sur la poitrine une rondelle de cuivre pour se préserver du choléra (ce moyen avait été recommandé par Hahnemann, lors de l'épidémie de 1830), ont été obligées d'y renoncer à cause des nausées, coliques, déjections et douleurs crampoïdes qui en résultaient. La médaille de cuivre étant enlevée, lés accidents cessaient pour se reproduire dès qu'on en réitérait l'application.

Quelques médecins, Cullen en particulier, ont pensé que les médicaments agissaient par impression. Cette manière de voir a, ce me semble, la plus grande analogie avec la force catalytique de Berzélius.

Des exemples que j'ai cités jusqu'à présent, et qui éveilleront le souvenir de bien d'autres faits analogues, il est permis d'inférer que la matière est d'autant plus puissante qu'elle est plus subtile. La poudre à canon passant de l'état solide à l'état gazeux, et acquérant, par l'expansion de ses molécules, une grande puissance, en est une preuve manifeste. L'eau sous ses trois formes, solide, liquide et gazeuse, nous présente des degrés de force en rapport direct avec la division moléculaire. Si on pouvait faire passer la vapeur d'eau à l'état de gaz permanent, nul doute qu'on aurait ainsi une puissance supérieure à celle de la vapeur.

Il est évident qu'à mesure que la matière est divisée, la force de cohésion est remplacée par celle d'expansion, et que cette dernière est en raison directe de la division ou de la mobilité des molécules. Dans les gaz, cette force d'expansion est déjà très-grande ; dans les fluides impondérables, c'est encore bien autre chose, et il semble que la puissance tienne en grande partie à l'expansion qui se trouve, elle, corrélative à l'atténuation de la matière.

Mais j'ai hâte de sortir de ces considérations et de me renfermer dans les faits qui sont du domaine de la médecine proprement dite ; car chaque science a une méthode, des preuves et une certitude qui lui sont propres : *physica physicè demonstranda, medica medicè.*

CONSIDÉRATIONS ET EXEMPLES DIVERS A L'APPUI DE L'ACTION DES DOSES INFINITÉSIMALES.

Il y a dans l'étiologie (1) un fait qui, je crois, n'a été signalé par personne, et qui ne peut manquer de faire impression sur les personnes qui voudront bien y réfléchir, c'est que la gravité des maladies est d'autant plus grande, que les causes qui les produisent sont moins matérielles. Tout ce qui est en excès ou en défaut dans le milieu où nous vivons, certaines altérations ou falsifications des substances alimentaires, etc., peuvent déterminer en nous des maladies ; mais, dans tous les cas où la cause est sensiblement matérielle, il faut qu'elle agisse ou pendant un certain temps,

(1) De *αἰτία*, cause. — Branche de la pathologie qui a pour objet l'étude des causes des maladies.

ou avec une certaine intensité pour produire de funestes effets. Au contraire, les affections les plus dangereuses, les plus insidieuses dans leur marche, les plus funestes par leur terminaison, ou, quand elles guérissent, les plus fâcheuses par la profonde atteinte qu'elles ont portée à l'organisme, sont celles qui sont produites soit par des virus, soit par des miasmes, c'est-à-dire par des matières animales ou végétales tellement atténuées et divisées que, non-seulement nos yeux ne peuvent les saisir, mais que la chimie et le microscope sont impuissants à en démontrer la présence (1). Ainsi, la scarlatine, la variole, la fièvre typhoïde, l'angine couenneuse, la peste, le choléra, la fièvre jaune, etc., sont dues bien évidemment à des miasmes, ou autrement dit à l'action de particules de matière infiniment atténuées, provenant de substances végétales ou animales (2). Comparez à

(1) Qu'on ne s'imagine pas que le pus d'un bubon de pestiféré, par exemple, soit par lui-même contagieux, car il ne diffère ni physiquement, ni chimiquement, ni microscopiquement du pus ordinaire; il est le support du contagium. « Le *principe invisible,* » dit M. Chomel, « qui produit la contagion est ordinairement en-« veloppé dans un substance visible comme le mucus, la séro-« sité, le pus liquide ou desséché en croûte, la sueur. » *Pathologie générale,* 3e édition, p. 41.

(2) L'idée des miasmes, pour expliquer les maladies épidémiques, est aussi rationnelle que les idées abstraites les mieux établies dans les sciences. Ce serait une grande erreur de penser qu'il n'y a de certain que ce qui tombe sous nos sens. Tout ce qui s'impose à l'intelligence avec le caractère invincible de la

ces maladies, les plus graves de toutes sans contredit, les affections franchement inflammatoires, qui sont généralement produites par l'action du froid, par les changements brusques de température, et voyez qu'elles différences elles présentent sous le rapport de la gravité ! Et pour rendre cette comparaison encore plus sensible, n'est-il pas remarquable que les affections purement morales, sont de toutes les plus rebelles aux secours de la médecine ? La véritable raison de ces différences, c'est que les causes matérielles des maladies n'agissent guère que sur la trame de nos tissus, tandis que les causes ténues, subtiles, et en quelque sorte immatérielles, portent leur action sur les organes immédiats de la vie, et, pour ainsi dire, sur la force vitale elle-même. Ces considérations suffisamment développées, pourraient être l'objet d'un beau travail ; je ne puis ici que les indiquer.

Je viens de parler des virus et des miasmes comme causes des maladies les plus graves. Examinons le virus vaccin, le plus merveilleux agent préventif qui soit connu. Le vaccin est un liquide extrait d'une pustule spéciale, dite vaccinale, susceptible de se reproduire indéfiniment par inoculation. Ce fluide donne à l'analyse chimique de

vérité est vrai et incontestable. Il y a mieux, c'est que nos sens nous induisent souvent en des erreurs que la raison seule peut rectifier. Tel fut le mouvement du soleil autour de la terre jusqu'à Copernic, etc.

l'eau, de l'albumine et un peu d'hydro-chlorate d'ammoniaque. Vainement essaierait-on de mélanger ces trois substances dans les proportions indiquées par la chimie; on ne reproduirait pas le vaccin (1). Ce qui constitue *essentiellement* le virus est donc quelque chose de très-petit qui échappe à l'analyse. Or, comme la dose de vaccin employée est très-exiguë, on peut se faire une idée de la quantité d'élément réellement actif qui s'y trouve. Quel est l'effet d'une si petite dose de virus? Il préserve presque toujours l'organisme durant toute la vie, c'est-à-dire pendant soixante, quatre-vingts ans d'une maladie très-grave, qui naguère encore moissonnait les populations. En vérité, ce serait incroyable, chimérique, absurde, si le fait ne s'était pas produit des millions de fois.

Mais il y a autre chose dans le vaccin que l'action d'un infiniment petit sur l'organisme, il y a la loi des semblables. En sorte que la découverte la plus glorieuse de l'ancienne médecine est un fait qui ne prouve rien en faveur de ses idées et de ses principes, mais qui justifie la loi thérapeutique et les petites doses de la nouvelle école. Bien plus, ce fait est une lumière et comme une révélation pour les médecins qui voudront s'occuper de la prophylaxie des maladies contagieuses.

(1) Examiné au microscope, le vaccin ne présente pas d'animalcules.

Jusqu'à présent, j'ai donné des preuves analogiques ou inductives qui, à la rigueur, pourraient suffire pour établir non-seulement la possibilité, mais encore la probabilité de l'action des doses homœopathiques. Il me reste à produire des faits qui ont encore plus de valeur que les précédents, puis, je terminerai en essayant d'en donner la théorie.

Les médicaments n'agissent sur l'organisme que lorsqu'ils sont amenés à un certain degré de division. C'est ce que les anciens avaient exprimé par cet aphorisme *corpora non agunt nisi soluta*. Les substances insolubles sont inertes, ou pour mieux dire, leurs propriétés dynamiques sont latentes. On peut avaler impunément une balle de fer, d'or, d'argent, etc., sans éprouver autre chose que ce qui peut résulter de leur action mécanique. On peut avaler du mercure cru ou métallique sans inconvénient. Ce métal, quoique liquide n'est pas absorbé, et on s'est parfois servi avec succès de son action mécanique dans les cas d'invagination intestinale (1).

Mais que par un procédé quelconque, on réduise en poudre assez fine le fer, l'or, l'argent, le mercure, et alors on obtiendra des substances *dynamiques*, c'est-à-dire douées de propriétés spé-

(1) Trousseau et Pidoux. *Matière médicale*, t. I, 2e édition, p. 255.

ciales sur l'organisme, qui ne sont ni physiques, ni chimiques. On peut avaler deux cents, trois cents grammes de mercure coulant, et on ne prendra pas impunément quelques centigrammes de ce métal bien divisé, soit en le triturant avec de l'axonge, soit en l'agitant très-longtemps dans l'eau (1). L'arsenic métallique n'a aucune propriété toxique, parce qu'il est insoluble dans nos humeurs, mais à l'état d'acide arsénieux, c'est-à-dire divisé, soluble, il constitue un des poisons les plus actifs.

Tous les auteurs sont unanimes sur ce point, et je n'ai que l'embarras du choix pour citer leur témoignage.

« D'après les investigations de MM. Lombard, « Benoiston, Jonhson, Knight, les poussières mi-« nérales ont une action d'autant plus dangereuse « qu'elles ont acquis un plus grand degré de té-« nuité (2).

« En général, le degré extrême de pulvérisa-« tion facilite l'action de toutes les substances dont « les principes actifs ne sont pas solubles (3). »

C'est en vertu de ce principe qui n'est contesté

(1) Le mercure ainsi préparé se présente sous la forme de poudre noirâtre que l'on considérait comme un protoxide, mais qui n'est réellement que le métal très-divisé. M. Edwards et Vavasseur. *Manuel de matière médicale*, 3e édition, p. 402.

(2) Lévy. *Traité d'hygiène*, t. I, p. 516.

(3) Milnes Edwards et Vavasseur, *Manuel de matière médicale*, p. 101.

par personne, qu'on peut se rendre compte des faits suivants.

« L'influence de l'ipécacuanha sur l'appareil « respiratoire est fort remarquable. Nous avons « connu à Tours un pharmacien, nommé Du- « coudray, qui était pris d'un accès d'asthme « toutes les fois qu'on ouvrait dans sa boutique le « flacon renfermant l'ipécacuanha en *poudre*. On « trouve dans les *Transactions philosophiques* « *abrégées*, t. II, p. 69, la relation d'un fait abso- « lument semblable (1).

« Les effets du mercure se font non-seulement « sentir quand le médicament est appliqué aux « tissus, mais encore quand, volatilisé à la tempé- « rature ordinaire, il est respiré, et qu'il imprègne « les vêtements (2). »

C'est cette volatilisation du mercure qui explique la funeste action de ce métal sur les doreurs qui en font usage, et sur les mineurs qui l'exploitent.

De tous les faits qui ont été rapportés, le plus grave et le plus probant est celui qu'on trouve dans les *Transactions philosophiques*, (part. II, p. 402.)

« En 1810, le vaisseau anglais de 74, *le* « *Triomphe* reçut à son bord une grande quantité « de mercure. Le métal s'échappa des vessies et « des barils qui le contenaient, et de là se ré-

(1) Trousseau et Pidoux. *Matière médicale et thérapeutique*, 2e édition, t. I, p. 659.

(2) Trousseau et Pidoux. *Ibid*, t. I, p. 211.

« pandit dans tout le navire. Dans l'espace de trois « semaines, deux cents hommes furent affectés de « salivation, d'ulcérations à la bouche et à la « langue, accompagnées de paralysies partielles, « et de dérangement des intestins. Les effets se « firent également sentir sur les animaux que l'on « avait à bord. Les moutons, les cochons, les vo- « lailles, les chèvres, les souris, les chats et même « un chien et un serin périrent victimes de la « même influence (1). »

Les remarquables expériences de Giacomini sur les poisons prouvent de la manière la plus éclatante, combien la division augmente la puissance de leur action dynamique. Cet habile physiologiste, un des médecins les plus distingués de l'école italienne a fait de nombreux essais sur les animaux avec l'arsenic, le sublimé corrosif, le nitrate d'argent, le chlorure d'antimoine, la cantharidine et la cantharide. Toutes ces expériences, sans exception, démontrent que ces toxiques agissent avec plus de rapidité et d'énergie lorsqu'ils sont dissous, étendus d'eau, que lorsqu'ils sont donnés purs et concentrés. Giacomini a expérimenté dans le but de distinguer les effets dynamiques des poisons de leurs effets physico-chimiques (2). Ce sont ces der-

(1) Trousseau et Pidoux. *Ibid*, t. I, p. 212.

(2) « Le sublimé corrosif, » dit Giacomini, « nous l'avons « administré aux chiens et aux lapins à doses diverses, mais « toujours mortelles. Nous avons suivi un ordre comparatif,

niers que les toxicologistes français ont considéré plus spécialement, et comme le remarque Giacomini, la toxicologie, envisagée de ce point de vue étroit, est pleine d'erreurs.

Il existe aussi un grand nombre d'observations qui prouvent que les médicaments donnés à petites doses répétées (doses réfractées) ont une action plus profonde et plus générale, que lorsqu'on les emploie en quantité considérable. Ainsi « le sulfate de soude administré à haute dose n'est « point absorbé ; son action est locale et se borne « sur les intestins, il agit comme purgatif ; à dose « faible, il est absorbé et devient diurétique. Il « en est de même du nitrate de potasse...

« La digitale, à haute dose, agit comme éméto- « cathartique ; à dose réfractée, elle est absorbée, « agit sur la circulation, et devient diurétique. « L'ipécacuanha, à haute dose, agit sur l'appareil « gastro-intestinal comme vomitif et souvent « comme purgatif ; à doses plus faibles, dites ré-

« c'est-à-dire en le donnant, chez les uns, dissous dans beaucoup « d'eau, chez les autres, à l'état salin en y ajoutant seulement très- « peu d'eau pour en faciliter la déglutition. Constamment les « chiens aussi bien que les lapins qui l'avaient eu en lavage pé- « rissaient après deux, six, quinze minutes, ou trois heures au « plus tard, selon la quantité du poison ; tandis que les autres « qui l'avaient pris à l'état concentré survécurent quatre, six, « dix fois autant de temps que les précédents, etc. » Il en a été de même pour l'arsenic et les autres toxiques. Giacomini. *Traité de matière médicale et thérapeutique*, p. 15-17.

« fractées, il provoque des vomituritions sans vo-
« missements ni purgations ; à dose plus faible en-
« core, sa présence ne se manifeste par aucun
« trouble sensible de l'estomac ou des intestins,
« cette dose est dite altérante ; dans ce cas, il est
« absorbé, et il modifie la sécrétion de l'appareil
« pulmonaire (1). »

Ces faits prouvent évidemment que les substances médicinales doivent être divisées et données à de petites doses pour produire tous leurs effets dynamiques. Si leurs quantités sont trop considérables, elles déterminent une irritation locale et sont rejetées par les vomissements, les selles, ou éliminées par d'autres voies. Si ce sont des poisons dits irritants, ils provoquent une inflammation locale qui s'oppose à leur absorption, et par conséquent à leur action dynamique. C'est par cette raison qu'on a vu bien souvent de fortes doses de poison ne pas produire d'effets toxiques, ou en produire de moindres que de petites doses.

Enfin, une particularité bien remarquable de l'histoire des venins, c'est qu'ils peuvent être introduits dans les voies digestives sans danger, tandis que, insérés sous l'épiderme ou injectés

(1) Bouchardat. *Formulaire magistral*, 1840, p. 42. Voir Trousseau et Pidoux, articles *ipécacuanha, digitale, mercure*, etc. Voir *le Mémoire* de MM. Laveran et Millon sur le passage de quelques médicaments dans l'économie animale, dans le *Compte-rendu* de l'Académie des Sciences, t. XIX, p. 347.

dans les veines, c'est-à-dire absorbés en nature, la plus petite dose suffit pour qu'ils produisent leur action délétère (1). On peut en dire autant de beaucoup de médicaments. Injectés dans les veines, ils donnent lieu à des effets très-violents; tandis que, absorbés par les voies digestives, leur action est beaucoup moins prononcée, bien que les doses absorbées soient plus considérables.

Ainsi, par exemple, l'iode ou l'iodure de potassium pris par les voies digestives, passe promptement dans les urines, et par conséquent préalablement dans le sang, « tandis que l'iode injecté « dans les veines, produit une mort presque aussi « prompte que l'acide hydro-cyanique (2). »

Ces derniers faits prouvent que l'absorption des médicaments par les voies digestives a pour effet de les élaborer, de manière à atténuer leur action. L'absorption n'est pas en effet une fonction mécanique analogue à l'imbibition ou au pompement

(1) A la vérité quelques physiologistes prétendent que les venins ne sont pas absorbés dans les voies digestives à cause d'une disposition spéciale de la muqueuse qu'on n'explique pas. D'autres pensent, au contraire, que les venins sont décomposés par l'absorption. « Le venin des serpents, » dit Muller, « décompose les humeurs lorsqu'il vient à être porté dans le sang, « tandis que, introduit dans le canal intestinal, il semble y « subir lui-même une décomposition qui le rend incapable de « nuire. » Muller. *Physiologie*, t. I, p. 380.

(2) Trousseau et Pidoux: *Matière médicale et thérapeutique*, 2e édition, t. I, p. 266.

d'un liquide; c'est une fonction toute vitale qui ne laisse rien pénétrer dans l'organisme sans le modifier et lui faire perdre autant que possible ses propriétés délétères.

THÉORIE DE L'ACTION DES DOSES INFINITÉSIMALES.

Après avoir rapporté un grand nombre de faits qu'il eût été facile de multiplier davantage, je vais essayer d'en déduire la théorie de l'action des doses infinitésimales.

On s'est peu occupé de rechercher ce qu'est la force médicamenteuse en elle-même, pas plus que les autres forces, attendu qu'on ne peut connaître que leurs effets, et non leur nature intime. Est-ce une propriété de la matière ou bien une puissance distincte de la matière et ayant cette dernière pour support? Voilà une question qu'il serait téméraire de trancher. Que l'on se range à l'une ou l'autre de ces hypothèses, les considérations que j'ai à exposer me paraissent embrasser également ces deux points de vue.

Si la force, ou vertu médicamenteuse, n'est autre chose que le résultat des propriétés matérielles des corps, ou pour parler plus exactement, une de ces propriétés matérielles, elle ne peut s'exercer qu'à la surface de la substance médicamenteuse. Supposons, pour rendre plus sensible cette pensée, qu'une balle de métal inoxydable et douée de vertus médicinales quelconques (hypothèse contraire à ce que nous avons vu), soit introduite dans les voies digestives ; elle n'agira que par sa surface qui sera représentée par 1. Toutes les molécules internes, bien plus nombreuses que celles de la surface, seront nécessairement sans action. Mais si on divise la balle en deux parties égales, la surface active de ces deux moitiés de la balle représentera $1 + x$, c'est-à-dire la surface de la balle entière 1, plus l'aire des deux surfaces provenant de la section de la balle x. Une nouvelle section de ces deux moitiés de la balle donnera une surface bien plus grande que celle de la précédente division, et à plus forte raison que la balle entière, et ainsi de suite ; en sorte que plus on divisera la balle en un grand nombre de parties, et plus on augmentera la surface, et par conséquent l'action médicamenteuse.

Prenons un autre exemple, ou plutôt présentons le même, sous une autre forme. Avec la main on peut saisir un boulet de canon ; de la même main, au lieu d'un boulet, on saisira deux ou trois biscaïens, vingt à trente balles de fusil, un plus grand nombre de chevrotines, et un nombre encore bien plus considérable de gros plomb de chasse. Si le plomb est fin, la main pourra contenir quelques milliers de grains ; si le plomb est réduit en poussière, ce ne seront plus des milliers mais des millions, et au delà, selon le degré de finesse auquel le métal se trouvera réduit. Ce qui veut dire que la même quantité de substance peut nous donner un plus ou moins grand nombre de particules actives, selon le degré de division qu'on lui fait subir.

L'objection qui se présente naturellement à l'esprit, et qui, au premier abord semble avoir quelque valeur, c'est que, en admettant que la division soit indispensable pour développer les propriétés des médicaments ou du moins les rendre manifestes, cette division a pour terme la dissolution de ces médicaments, soit dans l'eau, soit dans nos humeurs (1). Mais cette objection plus spécieuse que solide, et qui tient à ce que nous ne nous faisons pas de l'infiniment petit, une idée aussi exacte que de l'infiniment grand, ne résiste pas à un examen un peu sérieux. Les trois raisons suivantes, dont une seule suffirait, me paraissent y répondre victorieusement : 1° Les corps solides sont divisibles à l'infini, comme nous l'avons vu, et divisés par un liquide, ils le seraient dans des proportions limitées ? Cela ne peut être, parce que

(1) « La solution ou dissolution, » dit M. Soubeiran, « est une « opération qui consiste à faire fondre un corps dans un li- « quide. La solution paraît consister en une simple division des « particules du solide entre les particules du liquide, d'où résulte « entre toutes ces particules une disposition telle, qu'elles sont « toutes placées semblablement et symétriquement les unes par « rapport aux autres. La cause de ce singulier phénomène est « tout à fait inconnue. » Soubeiran. *Traité de pharmacie*, 4e édit., t. I, p. 72.

cela implique contradiction. 2° La même substance étant inégalement soluble dans divers liquides, il s'en suivrait qu'elle aurait différents degrés de divisibilité, chose encore plus contradictoire, et par conséquent plus impossible que la précédente. 3° Enfin les liquides dissolvants étant divisibles eux-mêmes, y a-t-il quelque bonne raison de penser que les corps qu'ils tiennent en dissolution ne le seraient plus ?

Que l'on réfléchisse aux exemples d'infiniment petit que j'ai cités, particulièrement à celui de M. Pouillet et de M. de Humboldt, et alors on établira, par la pensée, des degrés aussi nombreux dans la série des infiniment petits que dans celle des infiniment grands, et on ne s'arrêtera pas à des limites qui sont uniquement celles de nos sens.

Ainsi, il est évident et incontestable que la division de la matière, de quelque manière qu'elle se fasse, a pour effet de multiplier les surfaces du corps divisé dans une proportion (on pourrait la calculer mathématiquement) qui est en rapport nécessaire avec l'état de division du corps, c'est-à-dire de multiplier les surfaces de contact du médicament avec les organes ou les éléments de l'organisme, qui doivent être en relation avec lui pour en ressentir l'impression ou l'action ; d'où il résulte que plus un corps est divisé, plus il est puissant.

Dans le cas où on envisagerait la vertu médicamenteuse comme une force distincte de la matière, ayant pour support la matière (hypothèse qui devrait être admise par ceux qui regardent la force vitale comme antérieure à l'organisme et distincte de lui), les mêmes considérations ressortiraient leur plein effet ; car alors la division moléculaire aurait pour résultat d'opérer, par la désagrégation, la séparation de cette force d'avec la matière, c'est-à-dire de la dégager de son support. Enfin, les procédés de division s'exerçant par le broiement ou la succussion, il n'y a rien de déraisonnable à penser que la force médicamenteuse se dégage du corps pour ainsi dire indéfiniment, et qu'il se passe quelque phénomène analogue à ce qui a lieu pour le calorique, la lumière, l'électricité, fluides que, par le frottement, on exprime pour ainsi dire des corps, comme la pression peut exprimer l'eau d'une éponge imbibée de ce liquide.

Quelques médecins homœopathes ont donné de l'action des infiniment petits une explication toute différente et plus physiologique. Ils ont considéré la force médicamenteuse comme une sorte de miasme ou de contagium qui communique ses propriétés au véhicule auquel on le mélange et qui peut se reproduire indéfiniment, en quelque sorte comme le virus vaccin (1).

Quoi qu'il en soit, voici une dernière considé-

(1) Dans l'ordre physique se trouve, comme analogue, l'aimant dont les propriétés se communiquent à l'acier.

ration qui me paraît avoir plus de valeur que les précédentes, parce qu'elle va droit au fait, comme une démonstration mathématique. Nous ne pouvons concevoir un corps homogène quelconque, que comme une réunion, une agrégation de molécules ou d'atomes similaires. Cette division atomistique à laquelle notre esprit est invinciblement conduit, est une idée tout aussi juste et absolue que la notion de cause, de substance, etc. Le corps, quelque soit son volume, n'a et ne peut avoir d'autres propriétés que celles qui résident dans chaque atome. Donc, en définitive, la vertu, la force médicamenteuse réside tout entière aussi bien dans l'atome que dans la masse, et toute la question médicale se réduit à savoir si la dose employée est suffisante pour agir, question technique qui est tout entière dans l'observation des faits, et qui se résout pour l'une comme pour l'autre école par l'expérience clinique, et de plus pour l'homœopathie par l'expérimentation pure.

Ainsi, dans l'examen de cette question des doses infinitésimales, si on veut bien ne pas perdre de vue : 1° que la matière est divisible à l'infini ; car, comme le dit M. Dumas : « Quelque soin qu'on « prenne pour réduire les corps en poussière, ils « ne seront jamais ramenés à l'état molécu- « laire (1) ; » 2° que, par conséquent, une très-

(1) Dumas. *Traité de Chimie*, t. I, p. LI.

petite dose en apparence de matière très-divisée peut contenir plus de particules actives, plus de surface libre que des masses dans lesquelles la plupart des molécules restent centrales, et, par conséquent inertes; alors, il n'y aura plus rien d'invraisemblable à ce que les doses homœopathiques aient une action réelle.

Il y a encore d'autres considérations qui militent en faveur des infiniment petits. Nous avons vu que les affections les plus graves sont produites par des causes invisibles, impalpables (miasmes, virus) ; dès lors, comment s'étonner que de très-petites doses produisent de grands effets. N'est-il pas, au contraire, fort rationnel de faire agir sur l'organisme, dans un but thérapeutique, des agents constitués dans un état analogue à ceux qui produisent les maladies. Que dirait-on d'un chirurgien qui voudrait faire l'opération de la cataracte avec un instrument grossier, un couteau de table, par exemple ? On trouverait ce couteau en disproportion avec la délicatesse et la petitesse de l'organe sur lequel on voudrait l'employer. Eh bien ! si on veut y réfléchir, les doses massives de l'ancienne école, sont jusqu'à un certain point dans ce cas, et elles y seraient même entièrement, si l'organisme n'avait pas le soin d'élaborer les médicaments qu'on lui présente et de les approprier à ses besoins.

Les expériences faites par les physiologistes ont montré qu'il n'y avait qu'une minime partie du médicament employé qui produisit tout son effet; le reste est donc une surcharge inutile. Mais que l'on se rappelle ce que nous avons dit de l'iode (p. 120) qui, absorbé par les voies digestives, passe rapidement dans le sang sans accidents, à moins que les doses ne soient trop fortes, cela va sans dire; tandis qu'une très-petite quantité introduite dans les veines suffit pour produire des effets toxiques et la mort (1); et alors on n'aura pas de répugnance à admettre qu'une très-petite dose fort subtile de médicament peut produire de grands effets, parce qu'elle pénètre directement dans le torrent circulatoire (deuxièmes voies) avec toutes ses vertus, sans subir l'action organique; tandis que les substances qu'on introduit dans les voies digestives (premières voies) y sont élaborées, modifiées, au point que leur action se trouve considérablement amoindrie (2).

(1) Ce fait n'est pas propre à l'iode seulement, il s'applique à un grand nombre de substances. Relativement à l'absorption du mercure, MM. Trousseau et Pidoux ajoutent : « Personne ne « dit que le mercure métallique, tel que nous le voyons, circule « dans le sang; on suppose que l'action décomposante des « tissus vivants entraîne dans l'économie des molécules mer- « curielles dans un état de composition chimique spéciale et « tout à fait inconnue. » (*Matière médicale et thérapeutique*, 2e édition, t. I, p. 212.

(2) La nature de mon travail m'a obligé de rechercher la différence qui existe entre les médicaments et les poisons. Je n'ai rien trouvé de satisfaisant dans les auteurs. Mais en réfléchissant à l'absorption, et, en la considérant comme une fonction plus vitale que mécanique, il m'a semblé qu'on pouvait définir les aliments

Enfin, le remarquable exemple de divisibilité de la matière organique que j'ai emprunté à M. Pouillet, me fournirait encore une preuve à l'appui de ma thèse. Il est très-probable que les phénomènes intimes de la vie sont les mêmes dans toute l'échelle zoologique, et qu'il n'y a de différence dans les êtres que celles qui proviennent de la complexité plus ou moins grande des organes. S'il en est ainsi, on peut se faire, à la vue des animalcules, une idée de ce que sont les organes immédiats de la vie dans notre espèce : « Car les vrais ressorts de notre organisation, » comme le dit Buffon, « ne sont pas ces muscles, « ces veines, ces artères, que l'on décrit avec tant « d'exactitude et de soins. Il réside des forces intérieures dans les corps organisés, qui ne suivent pas du tout les lois de la mécanique grossière que nous avons imaginée et à laquelle nous « voudrions tout réduire. »

des substances complètement assimilables; les médicaments, des substances incomplètement assimilables, et les poisons, des substances non assimilables. Les aliments, en vertu de leur complète assimilation, se transforment parfaitement en fluide sanguin; les médicaments, en partie assimilables, circulent avec le sang en développant les propriétés qui leur appartiennent, et leur énergie est subordonnée par celle de la force vitale, qui n'est que modifiée par la leur; les poisons ont, au contraire, une énergie telle qu'ils subordonnent la force vitale, la surmontent et l'anéantissent selon l'intensité de leur action, laquelle est en rapport avec la nature de la substance et la dose employée.

OBJECTION.

Une objection qui se présente naturellement à l'esprit et qu'on ne manquera pas d'élever contre la théorie des doses infinitésimales, c'est qu'il y a, dans le milieu dans lequel nous vivons, aussi bien que dans les aliments et les boissons dont nous faisons usage, des substances de diverse nature dans un état de division parfois considérable et qui doivent agir sur notre organisme. Je répondrai que souvent, en effet, ces agents deviennent causes de maladies, et que s'ils ne le sont pas plus souvent cela tient : 1° ou à ce qu'ils sont dans un état de division trop grossier pour produire des effets dynamiques ; 2° ou à ce que notre énergie vitale est assez puissante pour en triompher, en les modifiant par le phénomène de l'absorption ; 3° ou enfin, à ce que l'habitude que nous avons d'en ressentir l'influence émousse l'action qu'ils peuvent avoir sur nous.

En définitive, cette longue question des doses infinitésimales, se réduit à ce point : l'ancienne école a pour principe que les médicaments n'agissent point sur l'organisme s'ils ne sont pas solubles, c'est-à-dire s'ils ne peuvent pas pénétrer dans le torrent de la circulation. Le mot solution ne signifie pas autre chose que division, et toute la question se réduit à savoir si les médicaments peuvent avoir de l'action lorsqu'on pousse la division au delà du terme adopté jusqu'à Hahnemann (1). Ainsi simplifiée, la question me semble facile à résoudre. Trois raisons principales justifient les petites doses : 1° le principe thérapeutique de l'homœopathie (*similia similibus*), en vertu duquel le médicament portant son action sur les parties malades, c'est-à-dire sur des organes sensibles, irritables, exige, par cela seul, d'être administré en petite quantité ; 2° la divisibilité infinie de la matière, en vertu de laquelle on ne peut nier la présence réelle de la matière dans le médicament, et par conséquent son action ; 3° l'analogie que présentent les doses homœopathiques avec les causes morbides, en vertu de laquelle leur emploi est beaucoup plus rationnel que celui des doses massives employées par l'ancienne école.

(1) Voici un exemple qui fera parfaitement comprendre la vérité de ce que j'avance : la quinine, alcali végétal tiré du quinquina, se prescrit à doses plus petites que le quinquina lui-même ; le sulfate de quinine, plus soluble que la quinine, s'emploie à plus petites doses que celle-ci ; enfin le citrate de quinine, plus soluble encore que le sulfate, exige des doses plus minimes encore. Nul doute que si on avait un autre acide qui augmentât le degré de solubilité, il faudrait encore réduire la dose. C'est précisément ce que font les préparations homœopathiques, qui ont pour effet de pousser la solubilité plus loin qu'on ne l'avait fait avant Hahnemann, en divisant davantage la matière. Qu'on n'oublie pas que solution et division sont, réellement, synonymes.

Peut-être quelques esprits prudents ou méticuleux regretteront-ils que Hahnemann, dans l'intérêt de sa doctrine, ait porté si loin la division des médicaments et ne s'en soit pas tenu à des doses plus massives, en rapport avec les habitudes du monde médical et des malades. Peut être s'en trouvera-t-il qui demanderont si cette innovation est utile, à supposer qu'elle soit efficace. Cette dernière question n'intéresse que les homœopathes et ne doit pas être traitée ici; mais, dans la crainte de me voir soupçonné de fuir ainsi la responsabilité de ce qui passe en homœopathie pour une énormité, j'éprouve en finissant, le besoin d'affirmer que les dilutions agissent dans toute l'échelle indiquée par Hahnemann. Quant à l'autre question, je répondrai que la vérité ne transige point, qu'elle n'a pas à s'accommoder au tempérament et aux idées d'une génération, et qu'enfin, alors même qu'elle semblerait de peu d'importance pour le moment, elle peut avoir dans un avenir plus ou moins éloigné des conséquences immenses. « Lorsque Aloysio Galvani excita pour la « première fois la fibre nerveuse par le contact ac- « cidentel de deux métaux hétérogènes, ses con- « temporains étaient loin d'espérer que l'action « de la pile de Volta nous ferait voir dans les al- « calis des métaux à lustre d'argent, nageant sur « l'eau et éminemment inflammables; que la pile « elle-même deviendrait un instrument puissant

« d'analyse chimique, un thermoscope et un ai-
« mant. Lorsque Huyghens observa le premier, « en 1678, un phénomène de polarisation, la « différence qui existe entre les deux rayons dans « lesquels un faisceau de lumière se partage en « traversant un cristal à double réfraction, on ne « prévoyait pas que, presque un siècle et demi « plus tard, la grande découverte de la *polarisa-* « *tion chromatique*, par Arago, conduirait cet as- « tronome physicien à résoudre, au moyen d'un « petit fragment de spath d'Islande, les impor- « tantes questions de savoir si la lumière solaire « émane d'un corps solide ou d'une enveloppe « gazeuse, si les comètes nous envoient de la lu- « mière propre ou réfléchie (1). »

Il est peu probable que la découverte de Hahnemann qui a pour résultat de développer les propriétés des médicaments, de les faire passer de l'état latent à l'état actif, et qui a doté l'homœopathie de substances qui eussent eu peu ou point d'action à l'état brut, il est peu probable que cette découverte qui nous apparaît à tous comme une chose si étrange ou si incroyable, reste confinée dans le domaine médical et ne soit pas un jour utilisée soit en chimie, soit dans d'autres branches des connaissances humaines.

(1) Humboldt. *Cosmos.* t. I, p. 41-42.

CHAPITRE V

RÉSUMÉ ET CONCLUSION

J'ai établi par quelques remarquables exemples, que toutes les vérités nouvelles sont méconnues, persécutées, que, par conséquent, l'homœopathie ne pouvait pas échapper à cette destinée, et que les jugements portés sur elle sont sans valeur, tant qu'ils sont dictés par la passion et l'ignorance. (Introduction.)

J'ai montré que nous ne voyons les choses que selon nos aptitudes, que toutes les vérités ne sont pas également accessibles à tous les esprits ; et il y a dans cette considération de quoi justifier la divergence des opinions et nous rendre tolérants les uns pour les autres. J'ai exposé la marche de l'esprit humain dans le développement de nos connaissances ; sa tendance à généraliser, son besoin d'imaginer ou de croire quand il n'est pas encore apte à savoir ; j'ai indiqué la révolution philosophique du dix-septième siècle comme la véritable source des progrès pour la science (1). L'observation, l'induction et la déduction, voilà les éléments qui seuls peuvent agrandir sûrement le champ de nos connaissances. Hahnemann a l'immense mérite de l'avoir compris, et le bonheur de l'avoir appliqué avec succès. (Méthode.)

J'ai donné une idée générale de l'homœopathie; j'ai fait voir comment cette découverte, née de l'observation, avait été systématisée, comment la théorie était issue des faits, et réciproquement comment la pratique se réglait sur la théorie. (Vue générale de l'homœopathie.)

J'ai montré les deux directions qu'on à suivies en thérapeutique. L'une d'elles, l'empirisme, ne peut conduire à la science, mais l'autre qu'on a qualifiée si improprement du nom de rationalisme ou de médecine rationnelle, est une voie plus inféconde et plus dangereuse encore que la précédente. L'homœopathie, en élevant l'empirisme à la hauteur de l'expérimentation (par la méthode propre à reconnaître les vertus des médicaments) et en donnant la connaissance du rapport qui existe entre l'action des médicaments et les maladies, (loi de

(1) « On sait comment en général les sciences se sont faites : « trop souvent le hasard a présidé à leur formation. Ceux qui « ont cherché à réunir les vérités relatives à un objet pour en « former des sciences, n'ont pas toujours su ou embrasser cet « objet, ou s'y borner. Ils ont rarement songé à chercher les « rapports des vérités dont ils s'occupaient avec l'ensemble des « connaissances humaines. » A.-M. Ampère. *Essai sur la philosophie des sciences*, t. I, p. 19.

similitude) satisfait cette double tendance de l'esprit humain (empirisme et rationalisme) et transforme l'art de traiter les maladies, (*artem curandi*) en celui de les guérir (*artem sanandi.*)

Enfin, j'ai cherché autant que possible à résoudre par l'analogie et le raisonnement, la question des doses infinitésimales, qu'on regarde bien mal à propos, comme la base de l'homœopathie. J'ai présenté divers ordres de faits et donné différentes solutions, afin que chacun pût embrasser celle qui convient le mieux à ses idées et à la nature de son esprit. Qu'on veuille bien ne pas oublier que l'action des petites doses est un fait qui se constate par l'observation, et qui n'a pas besoin d'explication pour exister. « Où en serions-nous, » dit Arago, » si nous nous mettions à nier tout ce « que nous ne pouvons pas expliquer. » Nous ne savons, en effet, la raison intime de quoi que ce soit. Comprend-on comment un grain de blé donne un épi, par quel mécanisme nous pouvons remuer un membre, exercer notre pensée, etc., et n'est-il pas puéril de vouloir faire de notre entendement la mesure des choses?

Procéder de vérités, principes indéniables qu'on appelle *axiomes*, pour en déduire les conséquences qu'elles renferment; ou bien constater des phénomènes, s'élever par le raisonnement à la conception des causes qui les produisent, considérer ces vérités abstraites (causes) comme des axiomes, déterminer les lois qui président à la manifestation des faits, appliquer la déduction à ces principes et à ces lois, voilà toute la fonction des sciences.

Dans ces différents chapitres que je viens de résumer succinctement, j'ai touché à beaucoup de questions importantes, dont plusieurs exigeraient de grands développements. Mais dans le plan que je m'étais tracé, je n'avais pour but que de faire ressortir plus particulièrement le sens et la valeur de la loi des semblables, et la possibilité, la probabilité de l'action des doses infinitésimales. Heureux serai-je, si j'ai quelque peu réussi à faire comprendre que l'ancienne médecine, faute de loi thérapeutique, est condamnée à des travaux presque stériles.

Qu'importe, en effet, que l'on perfectionne l'anatomie, la physiologie et la pathologie. Si ces sciences ne sont pas couronnées par la thérapeutique, elles ne sont plus que de l'histoire naturelle, et ne méritent nullement le nom de sciences médicales. J'ai expliqué pourquoi cette tendance funeste caractérisait l'époque actuelle. Poser un diagnostic est devenu presque l'unique ambition du médecin moderne ; c'est par ce côté seul que brillent les célébrités médicales. Une statistique récente va nous montrer les conséquences d'une pareille aberration.

En 1853, M. de Feulins a publié dans la *Revue médicale*, (t. II, p. 473) un tableau de la mortalité relativement aux maladies, en 1811 et en 1851. Il résulte des chiffres auxquels il est arrivé que de 1811 à 1851, les décès par variole ont diminué de moitié; les décès par phthisie, hémorrhagies, apoplexies sont restés dans les mêmes proportions; les morts-nés, morts subites, ont augmenté de quatre neuvièmes; les décès par *affections inflammatoires* de tout genre se sont accrus de *cinquante-quatre pour cent au moins*. De ces données, M. de Feulins conclut à la décadence de la médecine depuis quarante ans.

Il est impossible de ne pas admettre que ce déplorable résultat est dû à une déviation de l'art de guérir. Que l'on y songe, il est temps de laisser ces funestes errements; il est temps d'élever la médecine de l'organicisme au vitalisme, et de la transporter du terrain de l'anatomie pathologique sur celui de la thérapeutique.

J'ai produit en faveur de la loi de similitude les témoignages les plus imposants. J'aurais pu en ajouter d'autres. Cependant je crois devoir en rapporter deux encore, qui ne peuvent manquer d'impressionner vivement les trop nombreux esprits qui ne voient et ne jugent que par l'autorité des autres. Le plus illustre praticien des temps modernes, feu Hufeland, premier médecin du roi de Prusse a fait l'aveu suivant : « Sans vouloir examiner quelle peut être l'influence du régime et « des petites doses, j'ai vu souvent, et bien des

« gens dignes de croyance ont vu fréquemment « aussi, l'homœopathie se montrer efficace dans « les maladies graves où toutes les autres méthodes « avaient échoué (1). »

Enfin, le dernier témoignage que j'ai à citer et le plus important de tous, parce que c'est celui d'un chef d'école et d'un homme de génie, est celui de Broussais, mort trop tôt pour la nouvelle doctrine au service de laquelle il eût mis son immense influence. Déjà dans son *Examen des doctrines médicales*, il avait dit de Hahnemann : « l'Humanité « lui devra de la reconnaissance pour les con« quêtes que son système fera sur ceux qui sont « étrangers à la saine raison. » Plus tard, il fit des expériences au Val-de-Grâce, fut converti à la nouvelle école par les soins du docteur Frappart, et se soumit lui-même à un traitement homœopathique. Il a paru dans le journal *le Capitole* (21 janvier 1840), une lettre du docteur Frappart au sujet de cette conversion, et j'ai eu personnellement l'occasion de recueillir de M. le docteur Broussais, fils de l'illustre professeur du Val-de-Grâce, la confirmation du fait que je rapporte.

En définitive, l'homœopathie est une réforme essentiellement thérapeutique, mais en même temps une doctrine médicale complète. Ses principes, comme je l'ai montré succinctement, s'en-

(1) Hufeland. *Dictionnaire homœopat.* Berlin, 1831.

chaînent avec une grande logique, s'éclairent et se fécondent mutuellement. Par la loi de similitude, elle tire du chaos et constitue la plus importante des sciences médicales (la thérapeutique), celle qui, de l'aveu de tous, est la plus obscure et la plus arriérée. Par la méthode de l'expérimentation pure, elle donne une base solide à la matière médicale, et l'observation clinique cessant, comme par le passé, d'être le moyen de connaître les propriétés des médicaments, devient le but en même temps que la contre-épreuve de l'expérimentation sur l'homme sain. Enfin, per le dynamisme vital, elle place la physiologie et la pathologie sur leur terrain propre; elle les restitue à leurs véritables éléments dont l'organicisme, et l'abus et l'inintelligence de l'anatomie pathologique les avaient déviées.

Quand on est vitaliste, on s'étonne moins de l'action des petites doses sur l'organisme; car il ne répugne point d'admettre qu'une force peut agir virtuellement sur une autre force, sans qu'il y ait un rapport exact entre le volume de leur support matériel (1). Du reste, l'homœopathie ne consiste

(1) La question des doses est à la loi des semblables dans la proportion d'un moyen à un principe. On peut donc être homœopathe en s'en tenant aux doses massives, mais alors on se prive de substances précieuses, telles que les métaux, le lycopode, le charbon de bois, l'hydrochlorate de soude, etc., qui n'ont point ou qui n'ont que fort peu d'action à l'état brut. D'ailleurs, les doses allopathiques ne sont-elles pas infinitési-

pas dans une posologie infinitésimale, comme on affecte de le croire généralement ; elle est tout entière dans la loi de similitude, loi fondamentale qui, sortie de l'observation des faits, s'élève au dessus d'eux, les domine et les éclaire, et qui, réglant la pratique, nous donne le secret de nos succès et de nos revers.

Comme toute vérité nouvelle supérieure, la doctrine hahnemanienne embrasse les vérités anciennes, en les complétant, et nous permettant de leur assigner leur valeur. Son application est pleine de difficultés et de labeurs ; mais quoique à peine éclose, elle se montre bien supérieure dans la pratique à l'ancienne médecine, et tandis que celle-ci s'agite et ne peut avancer, l'homœopathie porte en elle-même le germe d'un perfectionnement indéfini. Elle seule peut réaliser, dans le corps médical, cette unité qui serait si désirable dans l'intérêt des progrès de notre art, comme dans celui de la dignité de notre profession.

Médecins de toutes les écoles et de tous les pays, dont la noble mission est de soulager les souf-

males, si on les compare au poids du corps sur lequel elles agissent? Il est des substances qui ne sont employées que par milligrammes; et un milligramme est à cent kilogrammes comme un est à cent millions. Conçoit-on mieux l'action d'un milligramme que celle d'une minime partie d'une troisième, douzième ou trentième dilution? Et les objections sont-elles sérieuses, quand on les pose, non pas au point de vue du fait en lui-même, mais au point de vue du raisonnement?

frances de vos semblables, voudrez-vous, quand partout autour de vous le progrès marche d'un pas rapide, vous endormir dans une indifférence ou dans un orgueil coupables? Attendrez-vous que l'opinion publique, prenant l'initiative, accomplisse par ses propres instincts une réforme que vous aurez dédaignée? Ne voyez-vous pas que, malgré vos dénégations, le flot monte et vous gagne en tous lieux?

Médecins français, membres de la grande nation que Grotius appelait le *soldat de Dieu*, héritiers des cendres de l'illustre Hahnemann, soyez les continuateurs de sa gloire! C'est à vous surtout qu'appartient la tâche de perfectionner la nouvelle doctrine et de la faire rayonner dans le monde.

Quant à nous, aujourd'hui encore minorité qui bientôt balancera votre nombre, si nous sommes réellement dans l'erreur, si c'est de notre part une illusion de croire que l'art de guérir puisse reposer sur un principe fixe, dites-nous où est la vérité, faites-la briller à nos yeux. Que votre force vienne en aide à notre faiblesse. Ne vous renfermez pas à notre égard dans un mépris superbe, car si tel est votre droit, sachez qu'il est quelque chose de plus élevé et de plus humain que le droit, c'est le devoir.

CHAPITRE VI

QUELQUES MOTS AUX MÉDECINS QUI VOUDRONT EXPÉRIMENTER L'HOMŒOPATHIE

Ma tâche est finie; cependant, je crois utile de donner quelques explications aux médecins qui seraient désireux d'étudier l'homœopathie. Ils peuvent arriver à la nouvelle doctrine par deux voies différentes: l'observation clinique et l'expérimentation pure. Ils trouveront dans l'*Organon* de Hahnemann tous les préceptes nécessaires à cet égard. Seulement, je ne saurais trop engager ceux qui procéderont par l'expérience clinique à ne pas perdre de vue le principe d'individualisation dont j'ai parlé, (p. 35,) et ceux qui préféreront expérimenter sur eux-mêmes, à le faire avec des doses plus fortes que celles qu'on emploie chez les malades (1). Quand je parle de doses considérables, je n'entends pas sortir des dilutions homœo-

(1) C'est parce que je sais que des expériences ont été faites souvent avec trois ou quatre globules sur des personnes en santé, et qu'elles n'ont pas réussi, ce qui n'a rien qui doive surprendre, que je crois nécessaire d'insister sur ce point, afin de prévenir de

pathiques. On peut essayer une sixième, douzième, vingt-quatrième, trentième dilution ; mais la quantité nécessaire pour produire des effets physiologiques, variera naturellement selon la susceptibilité et l'idiosyncrasie de l'expérimentateur ; selon l'énergie des médicaments, et selon la quantité qui aura été employée. Quelques globules pris pendant plusieurs jours pourront suffire chez l'un, tandis que d'autres exigeront des gouttes de la même dilution.

Une chose bien importante à observer pour les médecins qui commencent leurs expériences, c'est de ne pas confondre les effets dynamiques des médicaments, avec leurs effets physico-chimiques. L'ancienne médecine s'arrête bien souvent à ces derniers ; elle ne voit, par exemple, dans tous les purgatifs que des agents à peu près analogues, qu'elle distingue selon leur degré d'énergie en *laxatifs, cathartiques* et *drastiques.* Si on employait de petites doses réitérées de ces purgatifs, on constaterait une multitude d'effets bien autrement importants, mais dont l'observation est plus difficile, parce qu'ils sont d'un ordre différent. Il ne faut donc pas juger de l'expérimentation pure au point de vue allopathique.

pareilles erreurs. La manière la plus sûre de prendre les médicaments est de les faire dissoudre dans un grand verre d'eau et de s'en administrer plusieurs cuillerées à bouche par jour, en suivant le régime prescrit par Hahnemann.

La même observation s'applique à la matière médicale homœopathique, qui, au premier abord, semble aussi longue et monotone qu'inintelligible. Je ne puis que signaler ces difficultés ici ; mon cadre ne me permet pas d'entrer dans plus de détails. En général, les personnes qui voudront expérimenter, feront bien de demander la direction de médecins qui soient au courant de la doctrine. Une multitude de faits prouvent que les expériences échouent souvent, parce qu'on ne les fait pas convenablement et en connaissance de cause. Je terminerai par un exemple de cette nature. Quand M. de Humboldt annonça à l'Académie des Sciences, que d'après l'expérience de M. Dubois-Reymond, une contraction musculaire produit un courant électrique susceptible de dévier l'aiguille du galvanomètre, on répéta l'expérience sans succès, et il fallut que l'auteur vînt lui-même à Paris pour obtenir les effets annoncés.

APPENDICE

En 1835, le ministre de l'Instruction publique ayant consulté l'Académie de Médecine sur la convenance d'établir des dispensaires homœopathiques, l'Académie lui répondit par la lettre suivante, dont la rédaction fut adoptée à l'unanimité, moins *deux* voix (1).

« MONSIEUR LE MINISTRE,

« L'homœopathie, qui se présente à vous en ce moment comme une nouveauté, et qui voudrait en revêtir les prestiges, n'est point du tout chose nouvelle, ni pour la science, ni pour l'art. Depuis plus de vingt-cinq ans, elle erre çà et là, d'abord en Allemagne, ensuite en Prusse, plus tard en Italie, aujourd'hui en France, cherchant partout, et partout en vain, à s'introduire dans la médecine. L'Académie en a été plusieurs fois et même assez longuement entretenue. De plus, il est à peine quelques-uns de ses membres qui n'aient pris à devoir plus ou moins sérieux d'en approfondir les bases, la marche, les procédés, les effets.

« Chez nous, comme ailleurs, l'homœopathie a été soumise en premier lieu aux rigoureuses méthodes de la logique, et tout d'abord la logique a signalé dans ce système une foule de ces oppositions formelles avec les vérités les mieux établies, un grand nombre de ces contradictions choquantes, beaucoup de ces absurdités palpables qui ruinent inévitablement tous les faux systèmes aux yeux des hommes éclairés, mais qui ne sont pas toujours un obstacle suffisant à la crédulité de la multitude.

« Chez nous, comme ailleurs, l'homœopathie a subi aussi l'épreuve des faits (2); elle a passé au creuset de l'expérience; et

(1) Je ne sais quel fut le nombre des académiciens qui prirent part à ce vote; mais dans l'Annuaire médical du docteur Roubaud, année 1855, je compte cent membres de l'Académie de Médecine parmi les résidants.

(2) Commenter ce document serait l'affaiblir et je me bornerai à demander où sont les expériences qui ont été faites sur l'homœopathie, à part celles de M. Andral dont j'ai parlé ?

chez nous, comme ailleurs, l'observation, fidèlement interrogée, a fourni les réponses les plus catégoriques, les plus sévères ; car si l'on préconise quelques exemples de guérison pendant les traitements homœopathiques, on sait de reste que les préoccupations d'une imagination facile, d'une part, et d'autre part les forces médicatrices de l'organisme en revendiquent à juste titre le succès. Par contre, l'observation a constaté les dangers mortels de pareils procédés, dans les cas fréquents et graves de notre art, où le médecin peut faire autant de mal et causer non moins de dommage en n'agissant point du tout qu'en agissant à contre sens.

« La raison et l'expérience sont donc réunies pour repousser de toutes les forces de l'intelligence un pareil système, et pour donner le conseil de le livrer à lui-même, de le laisser à ses propres moyens.

« C'est dans l'intérêt de la vérité, c'est aussi pour leur propre avantage, que les systèmes, en fait de médecine surtout, ne veulent être ni attaqués, ni défendus, ni persécutés, ni protégés par le pouvoir. Une saine logique en est la plus sûre expertise ; leurs juges naturels, ce sont les faits ; leur infaillible pierre de touche, c'est l'expérience. Force est donc de les abandonner à la libre action du temps. Arbitre souverain de ces matières, seul il fait justice des saines théories, seul il asseoit avec stabilité dans la science les vérités qui doivent en constituer le domaine.

« Ajoutons que la prévoyance, qui est aussi la sagesse de toute administration publique, commande impérieusement une semblable détermination.

Chacun connaît assez, de nos jours, l'empire des précédents ; essayons d'en prévoir et d'en calculer les suites dans l'espèce.

« Après les dispensaires pour l'homœopathie, on en demandera pour le magnétisme animal, pour le brownisme, et ainsi pour toutes les conceptions de l'esprit humain. L'administration appréciera, comme nous, les conséquences d'une pareille conduite.

« Par ces considérations et par ces motifs, l'Académie estime que le gouvernement doit refuser de faire droit à la demande qui lui est adressée en faveur de l'homœopathie. »

FIN.

TABLE DES MATIÈRES

FIN DE LA TABLE DES MATIÈRES.

LAGNY. — Imprimerie de VIALAT et Cie.

Lagny. — Imprimerie de Vialat et Cie.

www.ingramcontent.com/pod-product-compliance
Ingram Content Group UK Ltd.
Pitfield, Milton Keynes, MK11 3LW, UK
UKHW020149220726
13923UKWH00001B/440